Des mêmes auteures, aux éditions Leduc

Mes petites recettes magiques aux huiles essentielles, 2015.
Les huiles essentielles, c'est malin, 2012.
La lavande, c'est malin, 2012.

Découvrez la bibliographie complète de Danièle Festy :
www.editionsleduc.com/daniele-festy

Design de couverture : Antartik
Illustration de couverture : © AdobeStock
Maquette : Sébastienne Ocampo
Illustrations : © AdobeStock

76, boulevard Pasteur – 75015 Paris
ISBN : 979-10-285-3060-0
ISSN : 2425-4355

C'EST MALIN

Danièle Festy et Catherine Dupin

LES 6 HUILES ESSENTIELLES INDISPENSABLES

LEDUC poche

SOMMAIRE

INTRODUCTION

Les huiles essentielles nous apprivoisent doucement mais sûrement. Très longtemps, ces petites protégées des parfumeurs ont servi les cosmétiques dans un quasi-anonymat. Plus récemment, elles sont sorties timidement des coulisses pour nous rappeler comment se soigner sans s'empoisonner. Aujourd'hui, dans ce livre, nous vous proposons de découvrir des stars ! Six huiles essentielles au top sur tous les plans ; à l'apogée de leurs usages ; polyvalentes et uniques ; six superstars qui vont illuminer votre quotidien avec des procédés malins et naturels. Chacune ses vertus, ses premier et second rôles, mais toutes pour la même cause : nous adoucir le quotidien, nous soigner, nous embellir. En piste : les huiles essentielles de citron, de lavande, de menthe, de romarin, de rose et de tea tree !

Au fil des pages, vous allez découvrir 300 bonnes raisons d'utiliser ces huiles essentielles. Beauté, santé, entretien de la maison, jardin, partout elles apportent leur expertise. Partout et à tous ! Vous décidez de retrouver la ligne ? Elles vous prescrivent un automassage minceur qui va doper votre système d'élimination, vous aidant à déloger une partie des stocks de graisse (p. 57). Vous avez 15 ans, 20 ans, 30 ans, 40 ans, 50 ans, 60 ans et plus ? Elles vous arrangent un programme cosmétique sur mesure, avec gommage, masque, tonique, démaquillant, baume à lèvres et compagnie.

Vous souhaitez pouvoir faire face aux bobos du quotidien sans devoir sortir votre dictionnaire d'aromathérapie ? Elles ont tout prévu ! Une coupure, hop ! 2 gouttes des huiles essentielles les plus antiseptiques (p. 134). Une rumeur de poux ? Elles livrent le mode d'emploi pour tuer le danger dans l'œuf (p. 139). Insomnie, rage de dents, confort de la future maman... les désagréments et pathologies trouvent tous une réponse !

Et entretenir son chez-soi sans inviter de polluants, ça ressemble fort à une autre bonne raison de faire appel aux huiles essentielles... Fini les surfaces graisseuses, avec les produits miracle faits maison (Dégraistout, p. 149) ! Dehors, les mites alimentaires qui squattent les placards (p. 153) ! Par ici, les petits rouleaux parfumés en tissu éponge, à proposer à vos convives en fin de repas (p. 155) ! À vous un Mistigri au poil brillant sans ses parasites (p. 185) !

Mais ne dévoilons pas ici les 300 bonnes raisons de partager sa vie avec les huiles essentielles, partez à leur découverte.

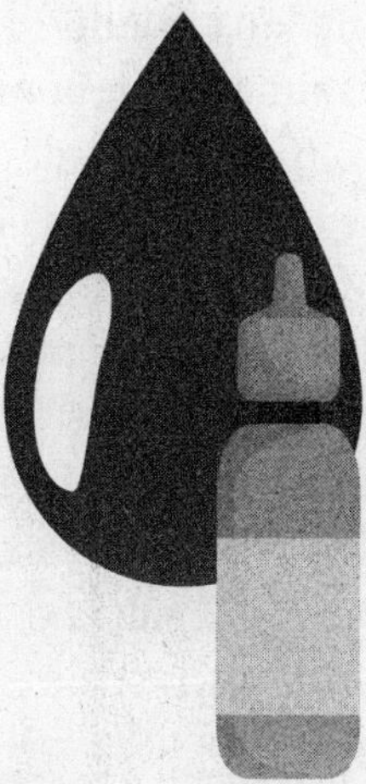

BIEN LES CHOISIR

Oubliez les étals de marché ou les boutiques bazar : on ne plaisante pas avec la qualité des huiles essentielles. En pharmacie, parapharmacie (rayon santé), dans une boutique de produits naturels ou bio, dans quelques enseignes bien-être, vous mettez toutes les chances de votre côté pour avoir de bons produits et, peut-être même, des conseils en plus. Le flacon doit être en verre teinté (vert, brun, etc.) pour préserver les propriétés des huiles essentielles, sensibles aux rayonnements UV. S'il est équipé d'un compte-gouttes, c'est encore mieux, la goutte étant l'unité de mesure de l'aromathérapie et des applications des huiles essentielles qui nous intéressent dans ce guide. L'étiquette doit mentionner, au minimum, le nom de la plante en français (par exemple : Lavande officinale), l'espèce botanique en latin (dans notre exemple : *Lavandula angustifolia*), les coordonnées du laboratoire fournisseur, le numéro du lot, la partie de la plante d'où a été extraite l'huile essentielle (dans notre exemple : la fleur), le nom de la molécule la plus représentative de cette variété (appelé le chémotype, par exemple : linalol), la mention HEBBD ou HECT et la date de péremption.

BIEN LES UTILISER

Dans une tisane, mêlées au bain, en friction, en massage, en inhalation, diffusées dans l'air ambiant, au sauna... il y a une foule de méthodes pour profiter des huiles essentielles. Mais chacune, quelle que soit la voie interne ou externe choisie, les quantités à utiliser sont très précisément conseillées : n'improvisez pas, les huiles essentielles (HE) sont des pépites de bienfaits et d'arômes, à condition de les employer avec précision et modération.

Contre-indications et précautions d'emploi

- N'augmentez jamais les doses indiquées dans nos conseils.
- N'avalez pas les huiles essentielles pures (sauf dans de rares cas, ex. 1 goutte de menthe, de citron) : posez-les sur un comprimé neutre (vendu en pharmacie ou dans les boutiques bio), sur un sucre, dans une petite cuillère d'huile d'olive ou de miel.
- Sauf rares exceptions (lavande officinale, tea tree), et sur de très petites surfaces, n'appliquez pas d'HE pures sur la peau, diluez-les

d'abord dans une huile végétale (HV) : amande douce, macadamia, jojoba...

- Future maman, soyez très prudente avec les huiles essentielles : si vous en appliquez sur la peau ne le faites qu'un court moment, 3 ou 4 jours de suite. Évitez de les avaler durant toute la grossesse, sauf celles de citron ou de gingembre pour lutter contre les nausées du premier mois. Sinon, demandez conseil à un aromathérapeute.
- Ne donnez pas d'huile essentielle par voie interne aux bébés ni aux très jeunes enfants jusqu'à 7 ans. Et par voie externe, soyez très prudent.
- Peaux très sensibles, allergiques, mieux vaut tester une huile essentielle avant de s'en servir plus largement : posez 1 goutte d'HE pure sur la peau, au niveau du pli du coude. Si dans l'heure qui suit aucune réaction n'apparaît, c'est qu'elle est bonne pour le service.
- Les essences d'agrumes sont phototoxiques : ne vous exposez pas au soleil si vous vous êtes appliqué de l'essence de citron, vous risqueriez de voir apparaître des taches indélébiles sur votre peau.
- Si vous vous projetez accidentellement de l'HE dans l'œil, ne rincez pas à l'eau, mais

avec une huile végétale que vos larmes dilueront par la suite.

- Ne laissez jamais vos flacons d'HE à la portée des enfants.

ENTENDONS-NOUS BIEN

HE = huile essentielle
HV = huile végétale
EL = extrait lipidique
1 cuillère à café = 5 ml
1 cuillère à dessert = 10 ml
1 cuillère à soupe = 15 ml

Il existe, dans le commerce, deux sortes de flacons, dont les compte-gouttes sont différents. Les uns ont un orifice central simple ; dans ce cas 1 ml correspond à 20 gouttes d'HE environ. Les autres ont un orifice plus petit doublé d'une tige creuse ; dans ce cas, 1 ml correspond à 40 gouttes d'HE environ. N'hésitez pas, au moment de l'achat de vos flacons, à vous faire préciser de quel compte-gouttes ils sont équipés.

1

NOS 6 HUILES ESSENTIELLES SUPER-MALIGNES

Chapitre 1

Citron : le super-détox et purificateur (air, digestion…)

L'essence de citron se glisse habilement dans les crèmes bien-être, ce qui permet de prendre soin de soi tout en tonifiant son épiderme et en s'attaquant à la rétention d'eau. Elle opère un travail en profondeur, rendant la paroi des vaisseaux sanguins à la fois plus forte et plus souple et elle lutte contre la couperose. Ses propriétés antiseptiques et purifiantes de l'air ambiant sont précieuses, notamment l'hiver venu, pour lutter contre les infections respiratoires. Et elle fait des merveilles sur les systèmes immunitaires en berne ainsi que sur les personnes souffrant de frilosité des mains et des pieds. À regarder de près ses champs d'application, elle pourrait bien s'imposer comme la « favorite » de ces dames... Antiacné, elle sait traiter les peaux grasses, débrouille les teints les plus ternes, assainit les cheveux gras, a un effet antirides, tonifie et blanchit les ongles, déstocke les graisses... que de la beauté ! À moins qu'elle devienne la coqueluche des ménagères : son action dégraissante superpuissante, détartrante et blanchissante rivalise sans peine avec les produits d'entretien du commerce ! Sans dommages collatéraux pour la planète et avec le parfum frais et acidulé du petit fruit gorgé de soleil. Ferme contre les microbes et les bactéries, sans pitié pour les mites et fourmis qu'elle repousse, elle a sa place partout dans la maison.

SA CARTE D'IDENTITÉ

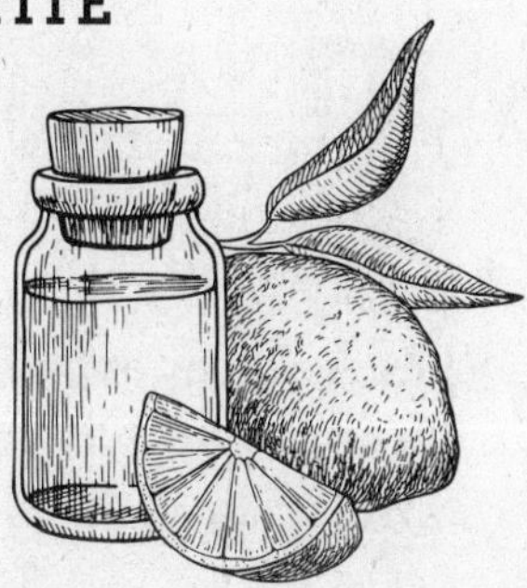

Nom botanique

Citrus limonum.

Famille

Rutacées.

Origine géographique

Bassin méditerranéen.

Partie de la plante exprimée

Zestes (écorces des fruits).

Odeur

Fraîche, pétillante, sucrée, douce.

Saveur

Acide et légèrement amère.

Principaux constituants biochimiques

Monoterpènes : limonène.

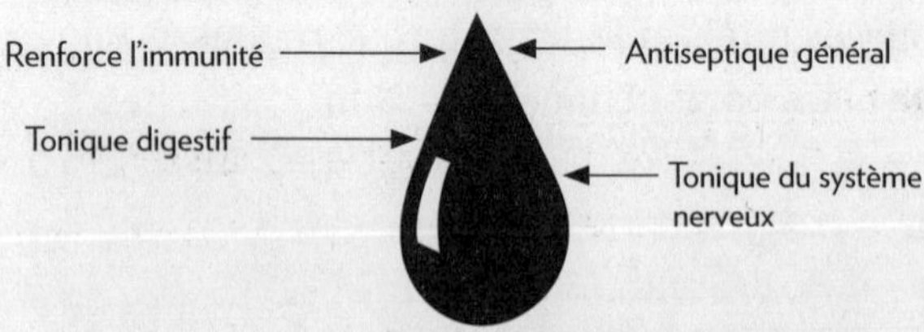

Précautions d'emploi concernant notre essence de citron et les autres essences d'agrumes

Les essences extraites des zestes d'agrumes (la bonne appellation est essence et non pas huile essentielle car, dans ce cas, elles sont obtenues non pas par distillation mais en pressant simplement l'écorce du végétal) sont très phototoxiques. Elles sensibilisent la peau aux rayonnements solaires, ce qui risque de provoquer des taches de pigmentation. Citron, mandarine, pamplemousse, orange, bergamote... pas d'application d'essence d'agrumes dans les 12 heures qui précèdent une exposition solaire ! Très riches en terpènes, elles seraient caustiques pour la peau si on ne les diluait pas suffisamment.

SES MISSIONS

Pour embellir

- Elle dope le déstockage des graisses et lutte contre la cellulite.
- Elle est anticouperose.
- Elle traite l'acné et régule la peau grasse.
- Elle donne un teint lumineux et a un effet antirides.
- Elle est particulièrement adaptée aux soins des mains et des ongles.
- Elle rééquilibre les cheveux gras.

Pour soigner le corps et l'esprit

- Elle « nettoie » le foie et concourt à purifier le système digestif.
- Elle combat la propagation des infections respiratoires : rhume, grippe, sinusite, bronchite...
- Elle calme les nausées de la femme enceinte.
- Elle améliore la circulation sanguine.
- Elle lutte contre la fatigue générale et la perte de concentration.

Pour parfumer et prendre soin de sa maison

- Elle est antiseptique et purifie l'air ambiant.
- Elle éloigne les mites et les fourmis.

Chapitre 2

Lavande officinale : le couteau suisse, la super-polyvalente

Son seul nom évoque les champs mauves caracolant entre Ventoux, Luberon, Drôme provençale et Verdon. S'exhale alors son odeur, tant recherchée par les grands parfumeurs, sur fond de chant de cigales. Les industriels ne se privent pas de surfer sur ce parfum qui nous est si familier : ils en abusent mais souvent sous une forme synthétique sans intérêt pour la santé ni le bien-être. L'huile essentielle de lavande officinale, c'est une autre affaire : presque une panacée, au vu des maux les plus courants et les plus variés qu'elle traite. De la tête aux pieds, elle soigne, dorlote, assainit, assouplit, tonifie et purifie. C'est l'huile essentielle la plus polyvalente, celle qui apporte un soulagement à une multitude de désagréments. Avec un talent en plus : à la différence de la plupart des autres huiles essentielles, elle peut être appliquée directement sur une petite plaie sans avoir à la mélanger à de l'huile végétale. Par ailleurs, cette « Shiva » met aussi son potentiel au service de l'entretien de la maison : son action antibactérienne en fait un produit miracle pour les sanitaires, tandis qu'en duo avec le vinaigre blanc, elle devient un adoucissant naturel et délicieusement parfumé pour le linge.

SA CARTE D'IDENTITÉ

Nom botanique

Lavandula angustifolia, Lavandula officinalis, Lavandula vera.

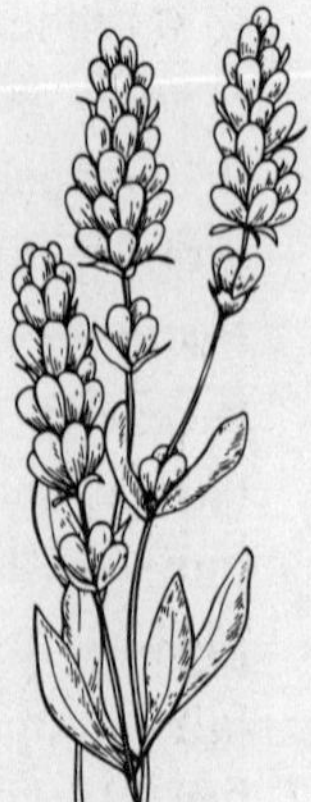

Famille

Lamiacées.

Origine géographique

Midi de la France.

Partie de la plante distillée

Sommités fleuries.

Odeur

Fraîche, fleurie avec une douce note camphrée, légèrement mentholée.

Saveur

Piquante, chaude et légèrement amère.

Principaux constituants biochimiques

Monoterpénols : linalol.
Esters : acétate de linalyle.

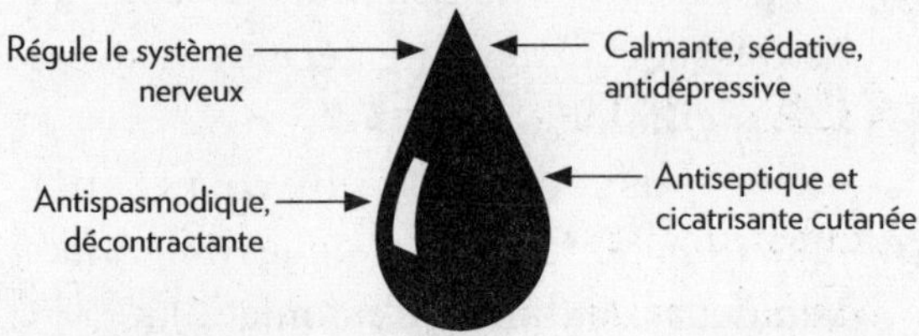

Précautions d'emploi

Non toxique, c'est l'amie de toute la famille : les jeunes enfants et même les bébés la tolèrent parfaitement. Elle peut d'ailleurs être utilisée pure directement sur la peau, en diffusion ou ingérée. Attention, n'oubliez pas pour autant de faire le test du pli du coude (p. 12), il y a parfois des allergies.

SES MISSIONS

Pour embellir

- Elle apaise la peau irritée, le cuir chevelu qui démange.
- Elle tonifie et adoucit la peau.
- Elle soigne les boutons.
- Elle convient à toutes les peaux : grasse, sèche ou mixte, elle rétablit l'équilibre.
- Elle est la meilleure amie des peaux sensibles.

Pour soigner le corps et l'esprit

- Elle est calmante, sédative, antispasmodique, décontractante nerveuse (insomnie, agitation, vertiges...).
- Elle possède des pouvoirs anti-inflammatoires et antalgiques (migraines, douleurs dentaires, d'estomac...).
- Elle est anti-infectieuse et cicatrisante (plaie, ulcère cutané, brûlure, irritation, démangeaisons, dermatose infectieuse ou allergique...).
- Elle a des vertus relaxantes sur les muscles (crampe, contracture...).
- Hypotensive, elle exerce une action régulatrice sur le rythme cardiaque (palpitations, hypertension, arythmies...).

- Elle améliore la circulation des liquides (sang, lymphe).
- Elle stimule la motricité intestinale (progression des aliments dans le tube digestif).
- Elle est sudorifique, c'est-à-dire qu'elle dope la transpiration : les toxines sont éliminées et la fièvre baisse.
- Elle « éteint » la brûlure et les démangeaisons causées par les piqûres d'insectes et morsures d'animaux.

Pour parfumer et prendre soin de sa maison

- Elle distille son parfum qui « sent bon le propre » dans le linge, les armoires, le sac aspirateur, les chaussures et toutes les pièces de la maison.
- Elle parfume le papier à lettres. Comme toutes les huiles essentielles, elle n'est pas grasse et ne tache pas. Essayez, si vous n'y croyez pas : versez quelques gouttes d'huile essentielle sur un tissu ou un papier, le lendemain, zéro trace.

Chapitre 3

Menthe poivrée : l'antidouleur

Migraine, règles douloureuses, coup, choc, traumatisme... l'huile essentielle de menthe poivrée est LA solution aromatique à la douleur. C'est la vedette des premiers secours, le contrecoup immédiat, le SOS Bobo qui apaise les coups, circonscrit les contusions... Elle brille également par ses vertus digestives. Intoxication alimentaire, nausées, vertiges, foie engorgé... elle décongestionne le système digestif et corrige les troubles digestifs jusqu'à garantir une haleine fraîche ! Elle partage avec l'essence de citron une qualité très appréciée en ces temps de malbouffe et de pollutions en tous genres : elle détoxifie l'organisme. Côté cosmétique, elle saura là encore rendre de multiples services, se faisant tonique dans un gel douche « réveille-matin » ; réfrigérante dans un gommage « fraîcheur de vivre » ou encore délassante dans un massage pour les pieds. Comme toutes les huiles essentielles, la menthe poivrée est antibactérienne, ce qui l'autorise à combattre aussi bien les refroidissements et désagréments respiratoires de l'hiver, qu'à faire office de déodorant efficace et rafraîchissant. Et même à assainir l'air ambiant, en diffusion.

SA CARTE D'IDENTITÉ

Nom botanique

Mentha piperita.

Famille

Lamiacées.

Origine géographique

France, Inde, États-Unis.

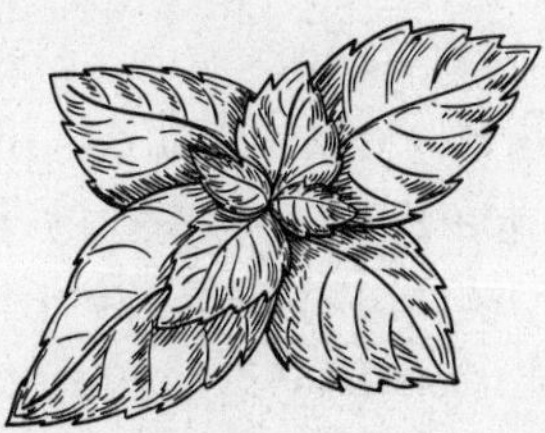

Partie de la plante distillée

Parties aériennes.

Odeur

Fraîche, piquante, rafraîchissante, montante et puissante.

Saveur

Brûlante, poivrée, astringente, piquante et légèrement amère.

Principaux constituants biochimiques

Monoterpénols : menthol.
Monoterpénones : menthone.

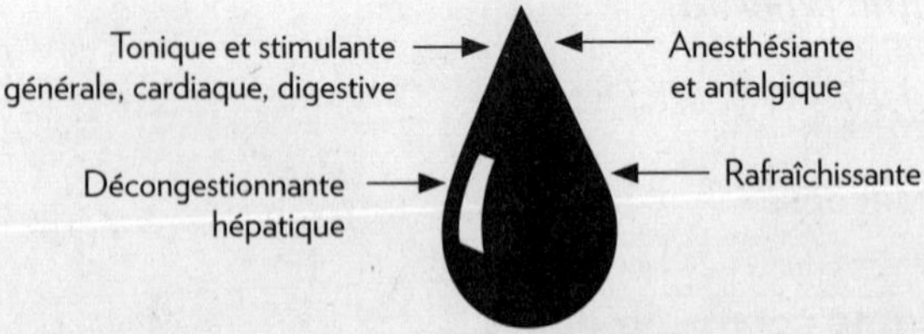

Précautions d'emploi

Pas question de l'utiliser pure sur une grande surface de peau : elle est trop refroidissante et pourrait provoquer une hypothermie. Il est impératif dans ce cas de bien la diluer avec d'autres huiles essentielles et le tout dans suffisamment d'huile végétale avant de l'appliquer.

Les femmes enceintes l'oublieront, le temps de la grossesse et jusqu'à la fin de l'allaitement. Attention ! L'huile essentielle de menthe poivrée est toxique pour les bébés et les très jeunes enfants, qui attendront d'avoir passé l'âge de 7 ans pour en profiter, en tout cas par voie buccale.

Quant aux personnes qui suivent un traitement homéopathique, elles devront ménager 2 heures entre la prise du traitement et l'utilisation de l'HE de menthe poivrée qui, par voie orale, peut en amoindrir l'efficacité.

SES MISSIONS

Pour embellir

- Elle apporte un effet « kiss cool » à tous les cosmétiques qui l'embarquent.
- Elle lutte contre la transpiration excessive.

Pour soigner le corps et l'esprit

- C'est un puissant anesthésiant de la douleur (douleurs des règles, migraines, coup...).
- Elle décongestionne le foie et détoxifie l'organisme.
- Elle apaise les troubles digestifs et assure une haleine fraîche.
- Elle est anti-infectieuse et antibactérienne.
- Elle est antinausées, anti-mal des transports.
- Elle soulage les maux de tête et le stress.

Pour parfumer et prendre soin de sa maison

- Elle éloigne les moustiques, les mouches et les mites.

Chapitre 4

Romarin à cinéole : l'expert ORL

Le romarin est bien connu des gourmets pour le rôle qu'il tient au sein du bouquet garni : au milieu du thym, du laurier, de la sarriette et d'autres herbes selon la région, il concourt à parfumer les ragoûts et ratatouilles. Angine, sinusite, otite, rhinite, grippe, rhume, toux grasse... les infections ORL sont une de ses spécialités, aucune ne lui résiste. Mais l'HE de romarin à cinéole saura aussi tenir son rang dans la salle de bains, où, en plus d'offrir aux cheveux ses propriétés tonifiantes et assainissantes, elle est à la fois une alliée des peaux matures ou fatiguées et des peaux jeunes à problèmes, grâce à ses vertus stimulantes, raffermissantes et cicatrisantes. Toutes profiteront aussi de son pouvoir astringent, capable de redonner éclat et élasticité. Au jardin, plantes et fleurs se sentiront en sécurité à ses côtés, à l'abri de l'assaut des pucerons.

SA CARTE D'IDENTITÉ

Nom botanique

Rosmarinus officinalis cineoliferum.

Famille

Lamiacées.

Origine géographique

Corse.

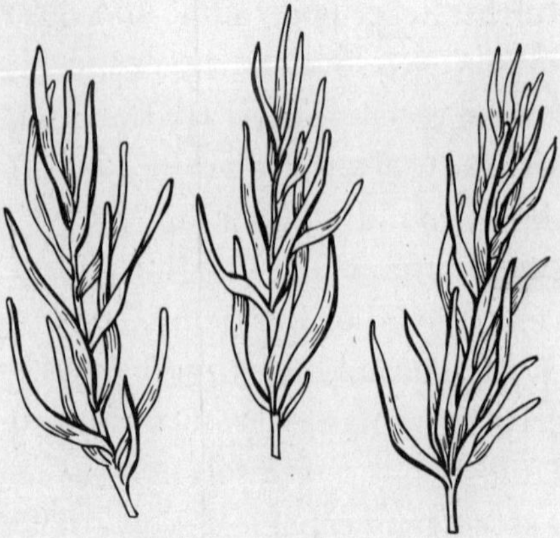

Partie de la plante distillée

Sommités fleuries.

Odeur

Herbacée fraîche, camphrée avec une légère touche de pin et des notes basses boisées.

Saveur

Piquante et amère, légèrement astringente et sucrée.

Principaux constituants biochimiques

Oxydes terpéniques : 1-8 cinéole.
Monoterpènes : alpha-pinène.
Monoterpénols : bornéol.

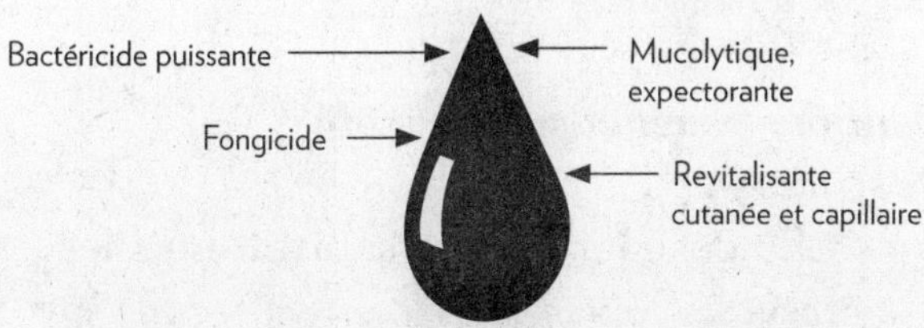

Précautions d'emploi

Aucune.

SES MISSIONS

Pour embellir

- Elle tonifie le cuir chevelu et booste la pousse des cheveux.
- Elle stimule et raffermit les peaux matures.
- Elle est cicatrisante.
- Elle opère une action astringente, qui redonne de l'élasticité aux tissus.

Pour soigner le corps et l'esprit

- Elle combat toutes les infections ORL.
- Elle est anticystite et anticandidoses.
- Elle lutte contre les fatigues chroniques, l'asthénie, le surmenage physique et intellectuel.

Pour parfumer et prendre soin de sa maison

- Elle désodorise et assainit toutes les pièces.
- Elle parfume le linge.
- Elle protège les plantes des pucerons.

Chapitre 5

Rose de Damas : la précieuse

Drapée dans sa fragrance sucrée-poudrée, l'huile essentielle de rose ne se galvaudera pas dans les travaux ménagers. Et c'est tant mieux qu'elle ne brille pas pour ses vertus désinfectantes ou détartrantes, car elle coûte près de trente fois plus cher que ses concurrentes ! Qu'y a-t-il de malin, dans ces conditions, à lui réserver une place d'excellence dans notre sélection ? Pour son talent à régénérer les peaux sèches, sensibles ou grasses en stimulant la production de nouvelles cellules ? Son action antirides ? Son effet coup d'éclat, qui donne un teint de rose et une peau lissée, comme repassée ? Pour toutes ses aptitudes à cajoler et soigner notre apparence, oui, et aussi pour l'efficacité avec laquelle elle soigne une insomnie, dénoue une anxiété, désamorce une colère ou éponge un chagrin. Car l'HE de rose veille également sur notre équilibre, calmant le stress quand il monte et dopant notre tonicité générale. Elle se pique d'encourager notre libido, combattant l'impuissance et la frigidité par ses propriétés aphrodisiaques. Et, d'une façon générale, soutient notre ego, en le protégeant de la dépression et du manque de confiance. Cette grande émotionnelle n'est pas la meilleure aide-ménagère qui soit. Mais additionnée à l'eau du fer à repasser, ou diffusée dans la chambre de bébé, elle fera régner la paix dans une délicieuse odeur de pétales de roses.

SA CARTE D'IDENTITÉ

Nom botanique

Rosa damascena.

Famille

Rosacées.

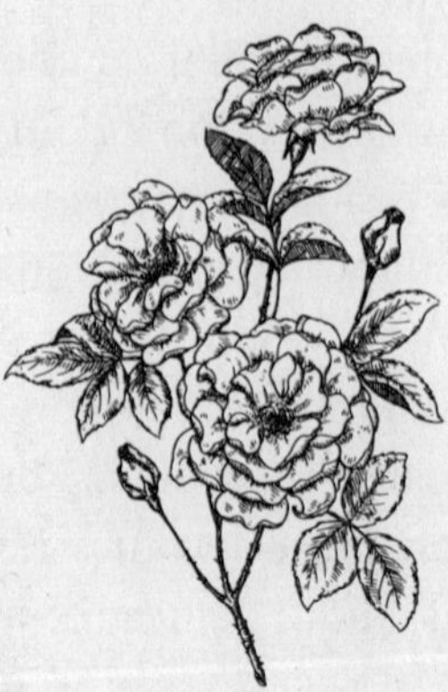

Origine géographique

Bulgarie, Maroc, Turquie.

Partie de la plante distillée

Pétales.

Odeur

Très fleurie et subtile.

Saveur

Douce, sucrée comme du miel.

Principaux constituants biochimiques

Monoterpénols : citronellol, géraniol, nérol.

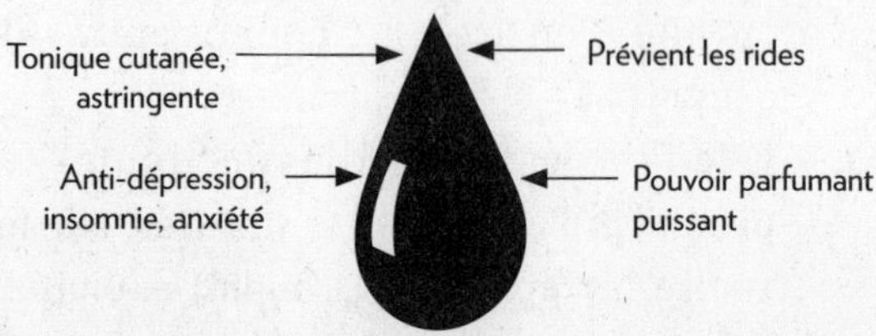

Précautions d'emploi

Nous l'avons dit, il est important que les enfants n'aient pas accès aux flacons d'huiles essentielles. Redoublez de vigilance avec l'HE de rose, son parfum sucré attire les curieux !

Pour vous éviter toute crise cardiaque, nous vous prévenons du prix : comptez entre 60 et 90 euros les 2 ml... qui vous enchanteront de nombreux mois voire plusieurs années.

SES MISSIONS

Pour embellir

- Elle est anti-âge : son action régénérante stimule la production de nouvelles cellules.
- Elle est astringente, c'est un bon tonique cutané. Pensez-y également en cas de couperose.
- Elle fait des merveilles sur toutes les peaux : grasses, sèches, matures, elle les apaise, les répare, les assouplit, les vivifie...
- Elle embaume, tout simplement et drape d'un voile hyper-raffiné.

Pour soigner le corps et l'esprit

- Elle lutte contre les troubles gynécologiques et hormonaux dus à un blocage psychologique.

- Elle est une alliée sûre pour éviter la dépression postnatale et pour en sortir si elle vous a gagnée.
- Elle combat l'eczéma.
- Elle est un remède efficace contre l'insomnie, l'anxiété, le chagrin, la colère...

Pour parfumer et prendre soin de sa maison

- Quelques gouttes dans l'eau de repassage assurent un linge subtilement parfumé.
- Deux gouttes posées sur l'oreiller d'un enfant veillent sur son sommeil.

Chapitre 6

Tea tree : le super-antiseptique (peau, corps, mains, maison...)

Le tea tree (arbre à thé) n'a rien à voir avec le thé, comme son nom ne l'indique pas. Il est originaire d'Australie, où les Aborigènes l'utilisaient comme un remède anti-infectieux très puissant. C'est ce talent qui impose l'huile essentielle de tea tree dans notre sélection : chaque goutte possède une force de frappe antiseptique telle, qu'elle trouve forcément sa place dans votre trousse de soins. Une coupure qui cicatrise mal ? Une sinusite qui traîne ? Une infection ? Autant de feux que l'HE de tea tree éteint. Mais il va falloir aussi lui faire une place dans la salle de bains. Et pas uniquement pour son parfum à la fois frais, vert et camphré, mais pour le réconfort, la pureté, l'assainissement qu'elle opère sur la peau : toutes les agressions cutanées, acné, piqûres, brûlures, mycoses sont apaisées. Elle se glissera tout naturellement dans des bains, douches, savons, diffusant sa force antibactérienne et ses arômes revitalisants avant de filer à la buanderie, où elle s'occupera du linge, intimement mêlée à du savon de Marseille. Elle poursuivra son travail d'assainissement dans toute la maison, via un vaporisateur ou un diffuseur. Rien, ni personne, n'échappe à cette HE désinfectante en chef, pas même vos animaux de compagnie, qu'elle protégera des puces, ni vos plantes, préservées des pucerons dévastateurs.

SA CARTE D'IDENTITÉ

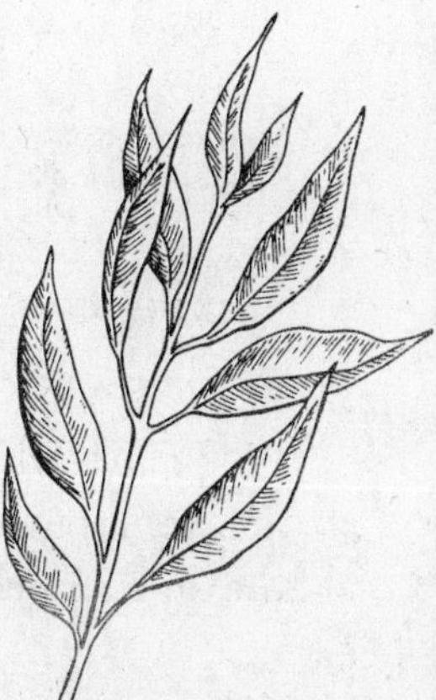

Nom botanique

Melaleuca alternifolia.

Famille

Myrtacées.

Origine géographique

Australie.
Afrique du Sud.

Partie de la plante distillée

Feuilles.

Odeur

Camphrée, fraîche.

Saveur

Astringente, légèrement amère et piquante.

Principaux constituants biochimiques

Monoterpénols : terpinène-1-ol-4.
Monoterpènes.

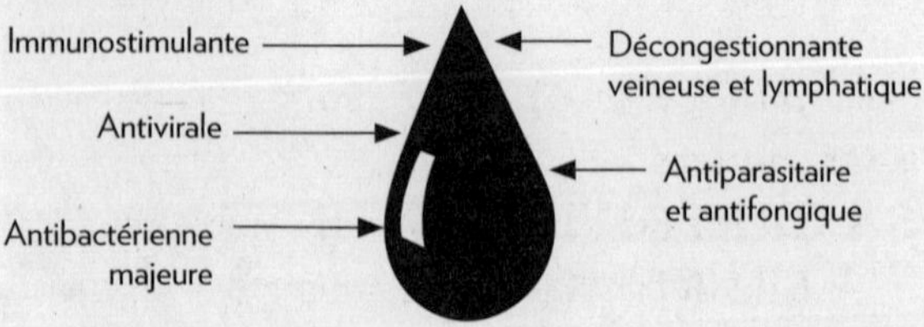

Précautions d'emploi

Très bien tolérée, elle s'utilise diluée en application sur la peau, en diffusion dans l'atmosphère, sur un support adéquat pour être ingérée.

SES MISSIONS

Pour embellir

- Elle nettoie, désinfecte et purifie la peau.

Pour soigner le corps et l'esprit

- Elle combat les affections respiratoires : grippe, fièvre, rhinopharyngite, rhinite, bronchite, sinusite. Et renforce les défenses immunitaires.
- Elle facilite l'expectoration des mucosités.
- Elle désinfecte les blessures.
- Elle soulage les piqûres d'insectes, les brûlures et les coups de soleil.
- Elle s'attaque aux mycoses cutanées, digestives et vaginales.
- Elle soigne la cystite.

Pour parfumer et prendre soin de sa maison

- Elle assainit l'air que l'on respire.
- Elle détruit les bactéries nichées dans le linge.
- Elle permet de faire le ménage sans produits synthétiques.

2

NOS 6 HUILES ESSENTIELLES EN PRATIQUE

Chapitre 1

Embellir

On l'a dit haut et fort qu'on n'en voulait plus de ces phtalates, formaldéhydes et autres parabènes dans nos produits cosmétiques ! Une bonne occasion, pour profiter au mieux des qualités naturelles des huiles essentielles et de leurs pouvoirs raffermissant, détoxifiant, tonifiant, sans y consacrer un budget pharaonique, consiste à fabriquer soi-même ses produits de beauté et de soins. Une huile végétale bien ciblée, quelques gouttes de l'huile essentielle la mieux adaptée, zéro conservateur, un parfum en direct de la nature... tout est là pour le plaisir de se constituer une panoplie beauté sur mesure.

LES SOINS POUR LE CORPS

Les massages aromatiques

L'application des huiles essentielles sur la peau est très courante en aromathérapie, et souvent très efficace. La pénétration au travers de la peau est rapide, tandis que l'action est progressive et durable : les principes actifs de l'huile essentielle travaillent à la fois sur la peau et en profondeur, car elle traverse les couches cutanées et diffuse dans l'ensemble du corps. La peau est donc un terrain de choix pour se soigner et se faire du bien. Mais les huiles essentielles sont puissantes ; utilisées pures, elles peuvent irriter l'épiderme. C'est pourquoi il faut toujours les mélanger à une huile végétale avant de procéder au massage. Comptez 20 gouttes d'huile essentielle pour 10 ml d'huile végétale. Vient alors le choix de l'huile essentielle – ou des huiles essentielles, car selon l'effet recherché, il est possible de mélanger deux ou plusieurs huiles essentielles – et une ou plusieurs huiles végétales.

LES BONS OUTILS POUR PRÉPARER SON MÉLANGE

1 flacon d'huile essentielle (ou plusieurs : 4 au maximum) ;
1 flacon d'huile végétale ;
1 flacon propre et vide, d'une contenance de 10 ml, en verre teinté.

Les huiles végétales

Les huiles essentielles se mêlent intimement aux huiles végétales sans rien perdre de leurs propriétés. Toute huile végétale sera la bienvenue pour diluer une huile essentielle. Encore plus malin : choisir aussi une huile végétale possédant des propriétés beauté, bien-être, confort ou thérapeutiques. Consultez ici leur CV pour connaître leurs meilleurs atouts.

Amande douce : adoucissante
Parfaite pour les peaux sèches et sensibles, l'huile d'amande douce est fine et dégage une odeur subtile, légère. Elle raffole des épidermes les plus délicats, comme celui des enfants et des bébés, qu'elle hydrate et nourrit. Mais les

peaux lésées, irritées et même eczémateuses ne lui font pas peur, ni les vergetures, qu'elle saura atténuer en redonnant de l'élasticité.

Argan : régénérante de la tête aux pieds

Au Maroc, les femmes se transmettent ses vertus hors pair depuis toujours, de génération en génération. Depuis une poignée d'années elle est sacrée reine des soins, chez nous. C'est un kit de beauté à elle toute seule : anti-âge, antirides, antichute (de cheveux)... elle déploie son pouvoir revitalisant pour combattre toutes les agressions du temps. Elle répare, fortifie et sait stimuler la production hydrolipidique qui protège la peau, renforçant ainsi la barrière de protection naturelle. Prenez le temps de la sentir, avant de la choisir pour vos massages, certaines personnes n'apprécient pas son odeur.

Calophylle : draine le sang et la lymphe

Agent de la circulation zélé, l'huile de calophylle est indiquée en cas de varices, d'hémorroïdes, de couperose, et de toutes les manifestations d'une mauvaise circulation veineuse. Elle a toute sa place dans des massages « jambes lourdes » et plus généralement pour un effet « drainage ». En surface, elle est aussi très utile, ses actifs anti-infectieux faisant des merveilles sur les peaux lésées ou abîmées. Son odeur mêle des senteurs de noix et de curry et sa consistance est assez particulière : elle a tendance à se solidifier sous les 25 °C. Ses qualités n'en sont pas du tout altérées. Dans ce cas, passer le flacon sous un filet d'eau tiède. Il est donc conseillé de la réchauffer avant de l'utiliser en massage pour faciliter la pénétration.

Macadamia : massage parfait

Son odeur est douce, avec des pointes de noisette, et deux gouttes versées au creux de la main ne tardent pas à pénétrer la peau. C'est un atout très précieux : qui a envie de sortir d'un massage avec un film gras sur tout le corps ? Ici, aucun risque de tacher les vêtements avec l'huile de macadamia, elle pénètre rapidement et laisse un toucher parfaitement sec. Sa spécialité est la circulation lymphatique, ce qui fait d'elle une alliée particulièrement utile pour dégonfler et traquer la cellulite en cas de rétention d'eau. Jambes fatiguées, petits vaisseaux sanguins apparents, vergetures, cicatrices... elle draine, assouplit et nourrit sans relâche. Un dernier talent, qui séduira les amoureux de soleil, elle apporte une légère protection face aux rayons UV : une excellente raison de la mettre à contribution aussi dans vos cosmétiques.

Onagre et bourrache : anti-âge

Ce duo de choc est bien connu des peaux matures. Elles insufflent une revitalisation à la peau qui retrouve de l'élasticité et de l'éclat. Mieux, elles favorisent l'équilibre hormonal et dopent le renouvellement des cellules : un effet anti-âge précieux. Les huiles d'onagre et de bourrache sont fragiles, mieux vaut leur éviter le soleil et la lumière, qui peuvent les dégrader.

Rose musquée du Chili : antirides, cicatrisante, réparatrice

Oméga 3, oméga 6, antioxydants... sa composition sent bon l'effet anti-âge ! C'est d'ailleurs son meilleur rôle : l'huile de rose musquée est un puissant antirides. Elle repasse les rides anciennes et fait carrément disparaître les plus récentes. Associée à de l'huile essentielle de rose, elle constitue une crème de nuit des plus nutritives et réparatrices. En massage, c'est un baume pour la peau : cicatrices d'acné, de brûlure, d'opération, mais aussi vergetures, taches de vieillesse, de soleil... elle assouplit, atténue les taches et donne du tonus aux épidermes dévitalisés.

Sésame : facilite le massage

Rapidement absorbée par la peau, elle laisse un voile satiné qui ne tache pas. Son odeur doucereuse de grain grillé très particulière est agréable aussi. Son pouvoir régénérant, qui arrête le feu des irritations, assouplit l'épiderme et repulpe les peaux abîmées est très appréciable.

Précautions d'usage

- **Lavez-vous soigneusement les mains avant et après** tout massage aromatique. Même express ! Avant, c'est évident, par hygiène, et il serait dommage de polluer le mélange huile essentielle-huile végétale. Après, c'est moins évident mais plus dangereux pour les distraits : si vous avez oublié que vous veniez de manipuler les huiles essentielles et qu'une soudaine démangeaison de l'œil vous taraude... mauvaise surprise !
- **Test de sécurité.** Votre peau se constelle de rougeurs au contact du plus petit pansement ? Il est peut-être prudent que vous procédiez au test de tolérance indiqué p. 12, cette fois-ci avec le mélange huile essentielle-huile végétale, avant de l'étaler sur tout le corps.

- **Pour préparer vos mélanges, utilisez des huiles de bonne qualité :** 100 % naturelles, en ce qui concerne les huiles essentielles, et extraites à froid et bio pour les huiles végétales.
- **Sauf indication contraire (comme parfois avec l'HE de tea tree et de lavande officinale), n'appliquez jamais d'huile essentielle insuffisamment diluée sur les muqueuses.** Les muqueuses, pour rappel, ce sont toutes les zones du corps tapissées d'une couche de peau humide (les narines, l'intérieur de la bouche, le vagin, l'anus).
- **Ne vous précipitez pas sous la douche après un massage aromatique !** Drapez-vous dans un peignoir chaud et douillet pendant au moins 10 minutes pour laisser le temps aux HE de finir le travail. Reprenez alors vos activités, ou filez sous la couette, selon l'heure de la journée.
- **Les massages doivent toujours être effectués dans le sens de la circulation de retour,** c'est-à-dire en remontant.

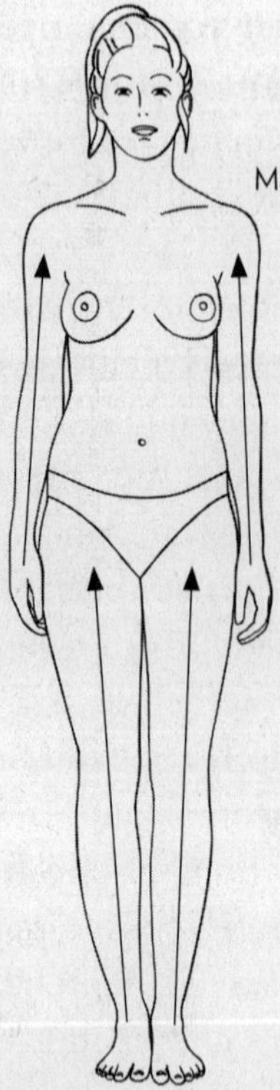

3 automassages bien-être malins

Relaxation, confort, détente... un automassage bien-être ne sera pas de trop pour chasser le stress de nos vies trépidantes. En plus, l'huile essentielle, pénétrant la peau, va doper l'énergie du massage en libérant ses molécules. Les massages des pieds, des mains et du visage sont particulièrement apaisants.

Mode d'emploi : en moyenne, comptez 20 gouttes d'huile essentielle pour 10 ml d'huile végétale. Le mélange se fait le plus souvent avec une ou plusieurs huiles végétales et une ou plusieurs huiles essentielles. Si vous préférez une consistance plus crémeuse, moins liquide, optez pour le baume de massage : faites tiédir du beurre de karité au bain-marie (le beurre dans un bol, le bol dans une petite casserole remplie de 4 cm d'eau frémissante) en remuant au fouet. Quand le mélange est homogène, sortez du feu et incorporez les HE en tournant jusqu'à obtenir une crème épaisse.

- **Visage : massage raffermissant**

🕐 *3 minutes*

Versez 5 gouttes d'HE de **lavande officinale**, 3 gouttes d'HE de **rose de Damas** et 2 gouttes d'HE de **citron** dans 5 ml d'HV de rose musquée. Mélangez bien.

Versez un peu de ce mélange dans le creux de votre main, étalez-le sur tout votre visage et votre cou en évitant les paupières. Placez vos deux mains sous le menton et remontez-les lentement, la paume bien à plat, vers les joues en un massage léger. Placez ensuite vos mains au milieu de votre front et massez du centre vers les tempes. Avec la pulpe de vos pouces, lissez maintenant les sourcils en allant doucement du centre vers la périphérie du visage. Avec le plat des doigts, tapotez doucement vos joues du nez jusqu'aux oreilles. Pincez doucement, entre le pouce et l'index, la peau le long de l'arête maxillaire, des oreilles jusqu'au milieu du menton. Réservez ce massage aux soins du soir, l'HE de citron augmentant la sensibilité de la peau aux rayonnements solaires.

- **Pieds : massage apaisant**

🕔 *5 minutes*

Mélangez 5 ml d'HV de noisette avec 10 gouttes d'HE de **lavande officinale**.

Asseyez-vous confortablement, posez un pied sur la cuisse opposée. Versez un peu du mélange dans le creux de votre main, puis saisissez votre pied des deux mains. Lissez tout le pied, en commençant par les orteils et en direction de la cheville. Avec la pulpe du pouce, exercez des pressions circulaires le long de la voûte plantaire et sur le talon. Fermez votre poing et faites-le rouler en appuyant fermement tout le long du dessous du pied, toujours dans le sens doigts de pied-talon. Saisissez un orteil, pétrissez-le, étirez-le lentement. Faites de même avec tous les orteils. Enfin, saisissez votre pied entre vos deux mains et exercez des pressions fortes, en remontant vers le talon. Changez de pied.

- **Mains : massage beauté**

🕒 *4 minutes*

Mélangez 10 gouttes d'HE de **citron** et 5 ml d'HV de macadamia.

Versez un peu de la préparation dans le creux de votre main, réchauffez-la en frottant vos mains l'une contre l'autre. Avec votre pouce, massez l'intérieur de l'autre main en partant du creux vers la paume ; le massage doit être assez appuyé. Saisissez maintenant votre poignet et massez le dos de la main en direction du bout des doigts. Pour finir, massez les doigts l'un après l'autre de l'extrémité des doigts vers le poignet. Réservez ce massage aux soins du soir, l'HE de citron augmentant la sensibilité de la peau aux rayonnements solaires.

3 massages minceur malins

L'objectif : redessiner les contours de son corps. Les moyens : tonifier la peau pour muscler son maintien, et drainer l'organisme afin d'éliminer au mieux les déchets et titiller le tissu graisseux pour le déstabiliser. La combinaison massage + huile essentielle est souveraine pour cela. En stimulant la circulation sanguine et lymphatique, le massage aromatique donne un coup de fouet à notre système d'élimination, aidant à déloger une partie des stocks de graisse, d'eau et de cellulite.

Comptez en moyenne 20 gouttes d'huile essentielle pour 10 ml d'huile végétale.

- **Fesses toniques**

4 minutes

Mélangez 10 gouttes d'HE de **romarin à cinéole** et 5 gouttes d'HE de **citron** dans 5 ml d'alcool à 70° et 5 ml d'HV de macadamia. Secouez énergiquement avant l'application.

Versez un peu du mélange dans le creux de votre main, réchauffez-le en frottant vos mains l'une contre l'autre. Faites un « palper-rouler » en saisissant un pli en haut de la partie externe de la cuisse et en le remontant jusqu'en haut de la fesse. Répétez l'opération 3 fois sur chaque fesse. Saisissez vos fesses à pleines mains et pétrissez-les fermement. Ça chauffe ? Tant mieux ! Mais ça ne doit pas faire mal.

- **Visage et cou lissés**

🕛 *4 minutes*

Mélangez 2 gouttes d'HE de **rose de Damas** et 5 ml d'HV de bourrache.

Ce massage doit être fait sur une peau parfaitement nettoyée. Versez un peu du mélange dans le creux de votre main, réchauffez-le en frottant vos mains l'une contre l'autre. Posez vos doigts sur le bas de votre visage, à hauteur du menton, puis remontez en étirant doucement la peau vers les tempes, jamais vers le bas. Faites ce mouvement de massage plusieurs fois. Exercez ensuite des petits mouvements circulaires tout légers directement sur les paupières du bas, là où se forment les poches, en partant de l'arête du nez et en allant vers le coin externe de l'œil. Enfin, pincez et pétrissez doucement le cou, là où s'installe généralement un double menton.

- **Bras raffermis**

🕛 *6 minutes*

Mélangez 10 gouttes d'HE de **citron** dans 5 ml d'HV de jojoba.

Versez un peu du mélange dans le creux de votre main, puis frictionnez l'intérieur de votre bras vigoureusement, en partant du coude et en remontant vers l'épaule. Pétrissez ensuite énergiquement l'extérieur du bras, en pinçant le triceps, toujours en direction du cœur. Changez de bras. Réservez ce massage aux soins du soir, l'HE de citron augmentant la sensibilité de la peau aux rayonnements solaires.

Les bains aromatiques

Qui peut se vanter de soigner tout en procurant un délicieux moment de détente ? Le bain aromatique ! Dans l'eau, le corps se fait léger, les articulations se délient, les muscles se détendent, l'esprit vagabonde, les pores se dilatent... c'est à ce moment que les huiles essentielles en profitent pour diffuser leurs meilleurs principes actifs. Selon l'huile essentielle choisie, on s'octroie une séance « détox », « brûle-graisses », « exfoliante »... tout en profitant des fragrances bénéfiques.

Les ingrédients indispensables

Les huiles essentielles ne sont pas solubles dans l'eau. Si vous les versez telles quelles dans l'eau du bain, c'est le meilleur moyen d'en sortir avec des brûlures cutanées ! Il faut d'abord les mélanger à une base dispersante. Vous avez le choix entre une « base pour bains », vendue en pharmacie, ou des supports tels que le sel marin, le bicarbonate de soude, les sels d'Epsom ou les sels de la mer Morte.

- **La base pour bain**

Elle se trouve en pharmacie, en magasins spécialisés dans les produits naturels et sur Internet. Comptez 1 cuillère à soupe de base neutre pour 10 gouttes d'HE. C'est de loin le dispersant idéal.

- **Le sel marin**

Reminéralisant, drainant, il représente un bon support aux huiles essentielles. Versez 10 gouttes d'HE sur une poignée de sel, puis jetez-la dans la baignoire remplie.

- **Le bicarbonate de soude**

Même principe que pour le sel marin, avec un effet adoucissant et antimycose en prime, versez 10 gouttes d'HE sur une poignée de bicarbonate et jetez le tout dans le bain.
En bain de pieds, pour soulager des jambes lourdes ou des pieds fatigués, versez 5 gouttes d'HE sur 3 cuillères à soupe de bicarbonate, puis jetez le tout dans une bassine d'eau tiède.

- **Les sels d'Epsom et les sels de la mer Morte**

Ils combinent leur action relaxante, calmante et cicatrisante aux vertus des HE. Versez 10 gouttes d'HE sur une poignée de sels d'Epsom ou de sels de la mer Morte et jetez-la dans l'eau du bain.

Bains aromatiques mode d'emploi

Cela demande une petite organisation, mais pensez à la récompense : le plaisir de ne plus penser à rien, de laisser votre esprit s'évader dans les volutes de vapeur et de fragrance, et votre corps dénoué, apaisé, léger...

1. Débranchez le téléphone, les enfants, le chien et annoncez haut et fort que vous n'êtes là pour personne, « JE DIS BIEN PERSONNE », pendant l'heure qui suit.
2. Disposez les accessoires indispensables à portée de bain : brosse de bain, fleur de sisal, gommage, etc.
3. Préparez-vous une tisane relaxante, puis enfermez-vous dans la salle de bains.
4. Mélangez vos huiles essentielles à la base choisie (voir p. 61), faites couler l'eau à 38 °C maxi et versez le mélange HE-base quand le bain est prêt. Remuez l'eau à la main.

5. Nettoyez votre visage, puis préparez deux compresses de thé que vous appliquerez 10 minutes sur vos yeux une fois dans le bain.
6. Un fond musical est bienvenu (Mozart par exemple convient parfaitement).
7. Plongez-vous dans la baignoire, fermez les yeux, appliquez vos compresses de thé et laissez-vous envelopper par le bien-être.
8. Gommage, peeling, attendez une dizaine de minutes avant de vous occuper de votre beauté, profitez à fond de ce moment volé au stress.
9. Au bout de 20 minutes, il est temps de sortir.
10. Glissez-vous dans un peignoir.

3 bains malins

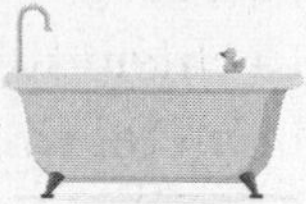

- **Exfoliant**

Dans un saladier, mélangez 1 verre à moutarde de sel de mer, 1 verre de bicarbonate, 1 verre de sels d'Epsom et 15 gouttes d'HE de **lavande officinale**. Faites couler l'eau (38 °C), versez le mélange dans le bain et plongez-vous dans la baignoire pour 20 minutes de détente. Terminez par une douche tiède en vous rinçant soigneusement afin d'évacuer tout résidu de sel, mais sans vous laver.

- **Régénérant**

Mélangez 5 gouttes d'HE de **citron**, 5 gouttes d'HE de **lavande officinale** et 5 gouttes d'HE de **tea tree** dans 1 cuillère à soupe de base pour bain. Versez le tout dans un bain tiède (35 °C). Brassez l'eau du bain à la main. Réservez ce bain aux soins du soir, l'HE de citron augmentant la sensibilité de la peau aux rayonnements solaires.

- **Pétillant**

Quelle journée ! Vous rentrez tendu, stressé et tout à la fois haché par une sourde fatigue. Vous avez certainement vos astuces pour laisser tout ça sur le paillasson et ne pas contaminer la maisonnée de votre méchante humeur. Celle qui suit vaut la peine d'être tentée : un bain délassant, énergisant et qui va dissoudre vos préoccupations dans des bulles légères. Dans un saladier, versez 2 cuillères à soupe de bicarbonate de soude et 2 cuillères à café d'acide citrique en poudre (en pharmacie et sur Internet), mélangez. Ajoutez 15 gouttes d'HE de **citron** et 10 gouttes d'HE de **menthe poivrée**, remuez bien de façon à obtenir une consistance homogène. Enfin, ajoutez 6 cuillères à soupe de sels d'Epsom et mélangez à nouveau. Au moment du bain, remplissez la baignoire, comptez 2 cuillères à soupe du mélange pétillant et plongez-vous sans attendre. Conservez le reste à portée de mauvaise humeur, dans un joli bocal bien fermé.

Les douches aromatiques

Et si vous transformiez cette pratique matinale en un petit répit cocoon, avant d'aller braver la vraie vie ? Une douche bien chaude, quelques gouttes d'huiles essentielles enveloppées dans la vapeur, leur fragrance qui vient réveiller vos narines, puis votre corps tout entier, c'est la promesse des douches aromatiques. Ça ne prend pas plus de temps que d'habitude, puisqu'on peut ajouter les huiles essentielles directement dans son gel douche. Il sera bien assez tôt, une fois séché, de penser au milliard de tâches qui ponctuent le planning de la journée.

Mode d'emploi : versez la dose de gel douche habituelle dans votre main, ajoutez 2 ou 3 gouttes d'HE, mélangez avec le doigt. Appliquez le tout sur peau humide, massez légèrement, puis rincez. Terminez par un jet d'eau tiède (fraîche c'est mieux, mais un peu violent pour le matin) pour doper votre circulation sanguine, en commençant par les pieds et en remontant vers les épaules. Insistez sur le ventre, les seins et les cuisses. Essuyez-vous en tamponnant la serviette, sans frotter.

UN GEL DOUCHE PERSO PRÊT À L'EMPLOI

Vous y avez pris goût, à ces douches aux huiles essentielles. C'est devenu votre petit secret beauté du matin. Votre moment à vous, celui qui laisse un film de parfum sur votre peau tonifiée. Et si vous vous êtes amusé, au début, à jongler avec les huiles essentielles – un matin lavande, le lendemain menthe poivrée… – vous savez aujourd'hui laquelle (ou lesquelles) vous colle(nt) à la peau. C'est l'occasion de vous confectionner un gel douche prêt à l'emploi, qui vous évitera chaque matin de penser à préparer le mélange. Procurez-vous un flacon de 200 ml de base lavante (en boutiques de produits naturels) et ajoutez-y 40 gouttes d'huile essentielle. Cela peut être 40 gouttes de la même huile essentielle ou 10 gouttes de quatre huiles essentielles, ou 20 gouttes de deux huiles essentielles… vous avez compris le principe, en vous rappelant qu'il vaut mieux ne pas mélanger plus de quatre huiles essentielles.

3 douches malignes

- **Douche anti-jambes lourdes**

Mélangez 2 gouttes d'HE de citron dans votre dose de gel douche habituel, lavez-vous en commençant par les pieds et en remontant vers le cœur. Terminez la douche par un jet tiède (froid, c'est plus efficace !) sur les jambes : démarrez sur la cheville et pendant 1 minute remontez le long de la cuisse vers les hanches en formant des petits cercles. Ensuite, dirigez le jet d'eau froide (vous vous êtes habitué, là !) sur la plante du pied et remontez durant 1 minute le long du mollet jusqu'aux fesses. Changez de jambe. Réservez cette douche aux soins du soir, l'HE de citron augmentant la sensibilité de la peau aux rayonnements solaires.

- **Gel douche fraîcheur**

Ce mélange pourrait bien être votre meilleur ami de l'été… Dans un flacon propre d'une capacité de 250 ml, versez 20 gouttes d'HE de **lavande officinale** et 2 gouttes d'HE de **menthe poivrée**. Complétez avec de la base lavante. Secouez énergiquement le flacon avant chaque utilisation.

- **Gel douche réveille-matin**

Dur avec les restes de sommeil, mais doux avec la peau et les cheveux, ce mélange aide à partir du bon pied. Dans un flacon propre d'une capacité de 250 ml, versez 50 ml d'HV de germe de blé, 20 gouttes d'HE de **menthe poivrée** et 20 gouttes d'HE de **lavande officinale**. Complétez avec de la base lavante. Secouez énergiquement avant chaque utilisation.

Les savons aromatiques

Mode d'emploi : râpez 90 g de savon de Marseille blanc et sans parfum (ou le même poids de savon en version paillettes) et faites-le fondre doucement au bain-marie en remuant. Mélangez l'huile végétale et les huiles essentielles (que vous choisirez en vous inspirant de nos recettes ci-dessous) et hors du feu incorporez-les au savon fondu. Remuez à nouveau. Versez la préparation tiède dans un moule en silicone et laissez sécher 24 heures avant de démouler.

3 savons malins

- **Savon pour peaux jeunes**

Mélangez 1 cuillère à soupe d'HV de noisette, 20 gouttes d'HE de **tea tree**, 20 gouttes d'HE de **citron**, et hors du feu incorporez ce mélange au savon fondu.

- **Savon peaux fragiles**

Mélangez 1 cuillère à soupe d'HV d'amande douce, 40 gouttes d'HE de **lavande officinale** et hors du feu incorporez ce mélange au savon fondu.

- **Savon peeling**

Mélangez 1 cuillère à soupe d'HV d'amande douce, 1 cuillère à café d'amande en poudre et 20 gouttes d'HE de **citron**. Hors du feu incorporez ce mélange au savon fondu.

LES HYDROLATS (EAUX FLORALES)

Ils auraient pu s'appeler « eaux essentielles », puisqu'ils sont, comme les huiles, issus de la distillation des plantes aromatiques : le processus passe par un alambic, avec à l'arrivée deux produits bien distincts, l'huile essentielle qui

→

flotte et, en dessous, l'hydrolat. Tous deux sont chargés en principes actifs de l'organe distillé (fleurs, graines, etc.), l'huile essentielle s'en octroyant de loin la plus grosse concentration. À la différence de l'huile essentielle, l'hydrolat s'utilise pur directement sur la peau, en lotion tonique, ou comme eau parfumée, par exemple. Il est pratique aussi pour entrer dans la composition de nos produits maison : bien moins puissant que l'huile essentielle, il est moins intimidant à manipuler pour réaliser ses cosmétiques ou ses recettes de cuisine. Ce côté « light » l'autorise aussi à être utilisé sans danger par les futures mamans, ou les mamans allaitantes et les bébés, même par voie orale.

Bien les choisir

La médiocrité ne passera pas par vous ! Il est si fréquent de trouver des hydrolats impurs, dilués, contrefaits, voire pollués, qu'il faut ouvrir l'œil. Soyez intransigeant, achetez-les 100 % purs biologiques et sans conservateur. Comme pour les huiles essentielles, l'espèce botanique doit être mentionnée en latin (par exemple *Citrus limonum*, pour l'hydrolat de citron, alias « eau de fruit » de citron), ainsi que la précision « issu de la distillation de plantes ». Si c'est possible, sentez le flacon, car même si l'odeur est moins forte que celle d'une huile essentielle, elle doit être très présente. Enfin, le prix peut être une indication : très bas, il dissimule sans doute une pâle copie, probablement dénuée de principes actifs et donc sans aucun intérêt cosmétique ou santé.

Bien les conserver

Comme les huiles essentielles, les hydrolats sont très sensibles à la lumière et à la chaleur. Puisqu'ils ne contiennent que très peu de molécules aromatiques, ils se conservent beaucoup moins bien. Préservez-les des variations de température et de la lumière en les plaçant bien à l'abri au réfrigérateur. S'ils n'embarquent aucun conservateur, ils garderont toute la puissance de leurs molécules actives pendant quelques mois, au frais, à partir de la date de fabrication : n'hésitez pas à demander des précisions sur ce point si elles n'apparaissent pas sur le flacon.

Où les acheter ?

Dans le commerce, les meilleures adresses sont les herboristeries, les magasins de produits naturels, le rayon santé des parapharmacies et, bien sûr, les pharmacies. Mais l'e-commerce reste une source très utile ; certains sites Internet mettent un point d'honneur à commercialiser

→

des produits « parfaits » : purs, bio (ou issus de plantes sauvages), microfiltrés et tout à fait abordables... Ils disposent également de tout le nécessaire (flacon à pompe, compte-gouttes, base lavante...) pour réaliser ses produits maison dans les meilleures conditions. Un site très réputé poursuit cette philosophie écologique en proposant des hydrolats conservés dans des flacons en plastique recyclable garantis sans phtalates ni bisphénols.

Top 5 des hydrolats

1. **Lavande** : apaisant, décongestionnant, il calme les peaux irritées, les coups de soleil, les brûlures...
2. **Romarin** : tonique et rafraîchissant, aussi bien à l'extérieur (sur la peau) qu'à l'intérieur (foie, forme générale).
3. **Rose** : astringent, il est utile en cas de couperose et d'eczéma.
4. **Camomille** : il apaise les peaux sensibles et les yeux irrités. Par voie orale, il est vermifuge et calmant nerveux.
5. **Fleurs d'oranger** : cet hydrolat régénère tous les types de peaux. Avalé, il permet de bons dodos.

Les exfoliants aromatiques

De l'air ! Elle n'en peut plus notre peau de toutes ces agressions qui l'étouffent. Elle veut bien faire son travail de titan, qui consiste à servir de bouclier pour nous protéger de l'environnement, réguler notre température, fermer nos blessures, mais elle est encore plus efficace avec un coup de main. L'hydrater, l'oindre de crèmes anti-âge, la farder... ces gestes nous sont plus spontanés parce que nous voulons masquer les marques du temps qui passe. Mais l'aider à se régénérer, on y pense moins ! Les huiles essentielles sont un excellent alibi pour installer l'exfoliant dans nos soins réguliers : leur action sera démultipliée par le travail du gommage, qui fait place nette en éliminant les cellules mortes et autres impuretés.

Mode d'emploi : le moment idéal est avant de prendre sa douche ou son bain, puisqu'il va falloir se rincer ensuite. Ou alors pendant : on file sous la douche, on se lave, on ferme le robinet d'eau le temps de faire son gommage, et hop, on rince. Alors se pose la question : sur peau sèche ou humide ? C'est surtout une question de confort, certaines peaux très sensibles supportent mal le gommage à sec. Dans tous les cas, prélevez un peu de mélange, appliquez-le sur la peau en formant des mouvements circulaires. Insistez sur les zones à peau calleuse : genoux, coudes, talons... Prenez votre temps.

3 gommages malins

- **Gommage « fraîcheur de vivre »**

Mélangez 2 cuillères à soupe de sel fin, 3 cuillères à soupe de sucre roux en poudre, 3 cuillères à soupe d'HV d'argan et 3 gouttes d'HE de **menthe poivrée**. Appliquez, massez, rincez soigneusement à l'eau presque froide.

- **Gommage anticellulite**

Mélangez 3 cuillères à soupe de marc de café, 3 cuillères à soupe d'HV d'amande douce et 4 gouttes d'HE de **citron**. Appliquez en mouvements circulaires sur les zones à risque : genoux, cuisses, fesses, hanches, ventre, bras... Rincez à l'eau tiède.

- **Gommage pour tous**

Mélangez 5 cuillères à soupe d'argile verte en poudre, 5 gouttes d'HE de **tea tree** et complétez avec de l'eau pour obtenir une pâte épaisse. Appliquez ce mélange sur peau humide et frictionnez. Rincez abondamment à l'eau tiède, puis à l'eau froide.

Les soins hydratants

S'il ne fallait en garder qu'un, c'est probablement celui-là que la plupart des femmes éliraient. Le soin hydratant est comme une deuxième peau : qu'on l'enfile le matin pour braver les intempéries, le soir comme un pyjama en pilou, ou l'été pour se préserver de la peau de crocodile, il nous en faut pour garder une peau souple ! Quand les huiles essentielles s'en mêlent, la peau profite en plus de leurs propriétés : anti-âge, réparatrice, antioxydante, assouplissante... de quoi se concocter un soin bien à soi pour une peau douce comme soie.

Mode d'emploi : versez un peu de lait, de crème ou d'huile aroma dans vos mains et appliquez en grands mouvements lissants, depuis les extrémités en direction du cœur : le pied, la jambe, la cuisse, les fesses, le ventre. L'autre pied, la jambe, la cuisse... Puis les mains et les bras. Un must : enveloppez-vous dans un peignoir chaud, les HE poursuivront leur travail.

3 soins hydratants malins

- **Huile fabuleuse (effet satiné)**

Dans un flacon de 300 ml, mélangez 5 cuillères à soupe d'HV d'argan, 5 cuillères à soupe d'HV de noyau d'abricot, 15 gouttes d'HE de **lavande officinale** et 5 gouttes d'HE de **citron**. Réservez cette huile aux soins du soir, l'HE de citron augmentant la sensibilité de la peau aux rayonnements solaires.

- **Baume répartout**

Dans un pot en verre, mettez ½ cuillère à café de cire d'abeille blanche, 1 cuillère à soupe d'HV de jojoba et 3 cuillères à soupe d'HV de macadamia. Posez-le dans une casserole remplie d'eau et faites fondre au bain-marie à feu doux en remuant. Hors du feu, ajoutez 2 cuillères à soupe d'hydrolat de rose puis 10 gouttes d'HE de **lavande officinale** sans cesser de remuer. Quand le mélange est bien homogène, sortez le pot du feu, c'est prêt. Ce baume se conserve 1 mois au réfrigérateur.

- **Baume deux-en-un**

Dans un pot en verre, mettez 5 cuillères à soupe de beurre de karité et 2 cuillères à soupe d'HV d'argan. Posez-le dans une casserole remplie d'eau et faites fondre au bain-marie à feu doux en remuant. Hors du feu, ajoutez lentement 10 gouttes d'HE de **lavande officinale**, 5 gouttes d'HE de **citron** et 5 gouttes d'HE de **rose de Damas**, sans cesser de remuer. Ce baume, qui se conserve 1 mois au réfrigérateur, fait aussi office d'un merveilleux masque pour les cheveux secs. Réservez ce baume aux soins du soir, l'HE de citron augmentant la sensibilité de la peau aux rayonnements solaires.

Les produits solaires

Personne ne l'ignore aujourd'hui, la meilleure protection solaire c'est... de se mettre à l'ombre ! Certains font l'autruche (la tête dans le sable est protégée, mais le corps trinque quand même) : ils ne se préparent pas à l'exposition et, au mieux, utilisent des produits de synthèse, efficaces mais douloureux pour la planète et pas forcément inoffensifs pour la santé. Les produits solaires faits maison aux huiles essentielles ne sont pas aussi sophistiqués que leurs homologues, mais ils sont doux pour l'environnement et pour le corps. Pour bronzer malin, protégez-vous avec vos produits naturels et suivez les conseils de sécurité d'usage : pas de longue exposition, pas aux heures les plus chaudes (12 heures-16 heures), un chapeau, des lunettes...

3 produits solaires malins

- **Spray Bodyguard**

Dans un flacon-spray d'une contenance de 30 cl, versez 10 cl d'HV de sésame, 20 cl d'HV de jojoba et 5 gouttes d'HE de **menthe poivrée**. Agitez énergiquement avant de vaporiser sur le visage et sur le corps pour chaque exposition.

- **Spray Coupe-feu**

Dans un flacon-spray d'une contenance de 30 cl, versez 20 cl d'hydrolat de lavande, 5 cl d'hydrolat de menthe et 5 cl d'hydrolat de rose. Agitez avant de vaporiser sur les zones irritées, 2 fois par jour.

- **Spray Refresh**

Dans un flacon-spray d'une contenance de 30 cl, versez 30 cl d'eau de source et 6 gouttes d'HE de **lavande officinale**. Laissez reposer une semaine en agitant le flacon tous les jours. Vaporisez sur le visage, le décolleté, les épaules après exposition. Secouez énergiquement avant chaque utilisation, car les huiles essentielles se dispersent mal dans l'eau, on l'a vu.

Les soins pour les mains

On leur demande d'être opérationnelles à 24/7, qu'il pleuve, qu'il vente, qu'il gèle ou qu'il canicule sans les chouchouter et après, on s'étonne qu'elles soient les premières à accuser les traces du temps ! Il n'est jamais trop tard pour bien faire. Profitez de nos recettes pour leur apporter tous les soins qu'elles méritent.

Mode d'emploi : appliquez une petite quantité de baume, ou d'huile sur le dos de chaque main, frottez-vous les mains l'une contre l'autre, comme si vous les laviez, pour bien étaler le produit. Ensuite, massez-vous les mains délicatement, en partant de l'extrémité des doigts vers les poignets. Insistez quelques secondes sur chaque ongle.

3 soins malins pour les mains

- **Gommage main leste**

Dans un petit bol, mélangez 3 cuillères à soupe d'argile verte en poudre, 10 gouttes d'HE de **lavande officinale** et complétez avec un peu d'eau tiède pour obtenir une crème épaisse. Une fois par semaine, appliquez sur le dos des mains en petits massages circulaires. Rincez à l'eau claire.

- **Huile gant de velours**

Dans un bol, mélangez 1 cuillère à soupe d'HV d'olive et 6 gouttes d'HE de **citron**. Appliquez généreusement sur les mains, puis enfilez des gants de coton fin que vous conserverez toute la nuit. Le matin, rincez abondamment à l'eau claire. Renouvelez l'opération chaque semaine.

- **Huile ongles d'acier**

Dans un flacon de 10 ml, mélangez 20 gouttes d'HE de **citron** et 8 ml d'HV de germe de blé. Le soir, massez longuement vos ongles un à un avec le mélange en insistant sur tout le pourtour, particulièrement la cuticule. Essuyez avec un tissu. Renouvelez 2 à 3 fois par semaine.

Les soins pour les pieds

Secs, rêches, avec une semelle de corne... c'est tout ce qu'ils peuvent faire pour se protéger de l'enfermement que nous leur imposons ! Et quand bien même nous les installons dans des chaussures où ils peuvent prendre leurs aises, les pieds sont naturellement secs, faute de glandes sébacées. Les hydrater et les nourrir devraient être des gestes obligatoires. Pas seulement pour qu'ils soient doux au toucher, mais aussi pour qu'ils nous emmènent encore loin, sans nous rappeler à chaque pas qu'ils étouffent, brûlent, gonflent et fabriquent de la corne pour moins souffrir. Les huiles essentielles sélectionnées dans les recettes qui suivent ont toutes des talents hors pair pour réparer les peaux les plus abîmées.

3 soins malins pour les pieds

- **Gommage feet bliss**

Dans une bassine d'eau tiède, versez 5 cuillères à soupe de bicarbonate et 5 gouttes d'HE de **romarin à cinéole**. Brassez l'eau pour bien mélanger, puis baignez vos pieds pendant 10 minutes. Sortez-les de la bassine, ne les rincez pas, ne les essuyez pas. Prenez une poignée de bicarbonate et frottez énergiquement le dessus du pied avec, en formant des cercles. Reprenez une poignée de bicarbonate et cette fois frottez la plante du pied et le talon de la même façon. Changez de pied. Rincez soigneusement à l'eau tiède pour les débarrasser des petits grains de bicarbonate.

- **Crème rafraîchissante**

Faites fondre 4 cuillères à soupe de beurre de karité au bain-marie. Hors du feu ajoutez 5 gouttes d'HE de **citron** et 5 gouttes d'HE de **lavande officinale**, mélangez bien. Attendez que ça refroidisse, puis massez vos pieds jusqu'à ce que la crème soit totalement absorbée.

- **Huile anti-ampoules**

Versez ½ cuillère à café d'HV d'amande douce dans le creux de votre main. Ajoutez-y 4 gouttes d'HE de **tea tree**, mélangez avec le doigt. Appliquez sur les zones de frottement en massant bien.

Les déos aromatiques

Les déos transpirent à grosses gouttes, ces derniers temps : épinglés par les « policiers sanitaires » pour usage d'aluminium et de parabens, ils sont soupçonnés d'embarquer les pires substances cancérogènes. Et pourtant, il faut bien faire quelque chose pour endiguer les odeurs de transpiration ! Les HE et leurs propriétés antiseptiques sont ici encore tout indiquées pour tordre le cou aux bactéries responsables de ces odeurs, sans artifice.

Mode d'emploi : aussitôt après la toilette, séchez soigneusement vos aisselles ou vos plantes de pieds, puis appliquez-y le mélange. Et si vous êtes nostalgique du côté pratique de votre déo « roll on », réjouissez-vous, il existe des « roll on » vides dans le commerce.

3 déos malins

- **Spray purpieds**

Dans un récipient opaque avec couvercle ou bouchon, versez 40 ml de vinaigre de cidre, 20 gouttes d'HE de **citron**, 20 gouttes d'HE de **lavande officinale** et 20 gouttes d'HE de **menthe poivrée**. Ajoutez 100 ml d'eau distillée. Rebouchez et secouez vigoureusement pour mélanger. Laissez reposer une semaine en agitant le flacon tous les jours, puis versez dans un flacon-spray. Le matin après la toilette et le soir, vaporisez sur les pieds.

- **Crème déo express**

Prélevez une noisette de votre crème hydratante (visage ou corps), mêlez-y 1 goutte d'HE de **lavande officinale** et 1 goutte d'HE de **menthe poivrée**. Mélangez avec le doigt puis appliquez sous chaque aisselle.

- **Déo Tembas**

Versez de l'alcool à 90° dans une cuillère à café, ajoutez 1 goutte d'HE de **menthe poivrée**. Appliquez sur les pieds ou/et les aisselles avec un tampon de coton.

LES SOINS POUR LE VISAGE

La nature est décidément bien faite, non seulement nos huiles essentielles sont expertes ès peaux, c'est-à-dire qu'elles ont toutes des vertus cicatrisantes et assainissantes, mais chacune a un truc en plus pour apporter un soin ciblé selon la nature de la peau et sa maturité. Il n'en fallait pas plus pour que nous vous proposions une prescription beauté personnalisée selon votre âge. Peau de bébé, rides d'expression ou pattes d'oie... demandez le programme !

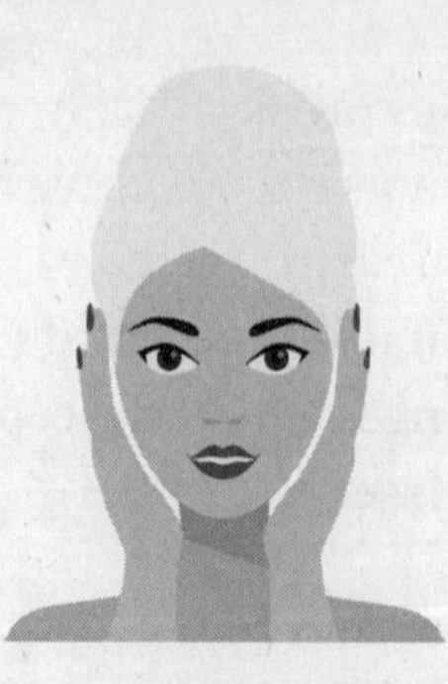

QUELLE HUILE ESSENTIELLE EST VOTRE MEILLEURE AMIE ?

Votre peau est grasse ou à problèmes : la lavande officinale, le citron, le tea tree, la menthe poivrée ou le romarin à cinéole.
Votre peau est sèche ou très sensible : la lavande officinale.
Votre peau est mature : la rose de Damas.

J'ai 15 ans

Trop tôt, disent certains ? Prendre soin de sa peau dès l'adolescence, c'est un investissement sur l'avenir. Il ne s'agit pas d'y passer des heures, mais de se familiariser avec les gestes qui sauvent et qui porteront leurs fruits plus tard : assainir, désincruster, hydrater, nourrir.

➔ **Prescription :** nettoyer et hydrater

- **Gommage** ☺☺☺

Dans un bol, versez 1 cuillère à soupe d'hydrolat de fleurs d'oranger, 2 cuillères à soupe d'HV de noyau d'abricot, 1 goutte d'HE de **menthe poivrée** et 2 cuillères à soupe de poudre d'amandes. Mélangez bien pour obtenir une crème épaisse. Prélevez un peu de mélange du bout des doigts et appliquez-le sur votre visage et votre cou en décrivant des petits cercles et en insistant sur la zone « à risques » (front, nez menton). Recommencez jusqu'à épuisement de votre préparation puis rincez à l'eau de source. Séchez consciencieusement en tapotant avec une serviette éponge.

- **Masque « pludeproblèmes »**

Dans un bol, versez 3 cuillères à soupe d'argile verte en poudre et le jus de ½ citron. Ajoutez 3 gouttes d'HE de **tea tree**, 2 gouttes d'HE de **menthe poivrée** et 1 goutte d'HE de **citron**. Mélangez jusqu'à obtenir une pâte homogène. Appliquez ce masque en couche épaisse et laissez poser 20 minutes avant de rincer abondamment à l'eau tiède.

- **Sérum purpeau**

Dans un flacon avec bouchon et, si possible, en verre teinté, versez 3 cuillères à soupe d'HV de jojoba, 5 gouttes d'HE de **lavande officinale** et 5 gouttes d'HE de **romarin à cinéole**. Secouez pour bien mélanger. Versez 3 à 4 gouttes de la préparation dans le creux de votre main, frottez vos paumes l'une contre l'autre et appliquez sur le visage matin et soir sur peau propre en massant de l'intérieur vers l'extérieur jusqu'à pénétration complète.

- **Huile dodo**

Tous les soirs, avant d'aller vous coucher, préparez cette huile à la volée : mélangez dans le creux de votre main 2 ml d'HV de noyau d'abricot, 1 goutte d'HE de **rose de Damas** et 1 goutte d'HE de **lavande officinale**. Appliquez sur votre visage toiletté et massez en petits cercles.

- **Crème antisoif**

Mélangez dans le creux de la main une noisette de gel d'aloe vera, 2 gouttes d'HV de jojoba et 1 goutte d'HE de **lavande officinale**. Appliquez aussitôt le matin sur visage toiletté en crème de jour ou le soir, sur peau propre, en crème de nuit.

- **Lait démaquillant**

Dans un flacon propre, versez 5 cuillères à soupe de gel d'aloe vera, 5 cuillères à soupe de lait entier bio et 3 gouttes d'HE de **lavande officinale**. Secouez énergiquement le flacon. Versez un peu de mélange sur un disque de coton. Démaquillez votre visage soigneusement sans craindre de mettre du lait sur vos cheveux, l'aloe vera est également doux sur eux. Ce lait se conserve 1 semaine au réfrigérateur.

Attention : ce lait démaquillant est conçu pour nettoyer le visage, pas pour démaquiller les yeux !

- **Baume à lèvres tagada**

Faites fondre 15 g de beurre de karité dans une petite casserole au bain-marie. Hors du feu, incorporez 1 goutte d'HE de **citron** et 10 ml d'hydrolat de rose. Remuez, laissez tiédir et versez dans un petit pot fermant hermétiquement.

- **Tonique tout doux**

Dans un flacon-pompe de 10 cl, versez 3 cuillères à soupe d'hydrolat de lavande, 3 cuillères à soupe d'hydrolat de rose, 2 cuillères à soupe de vinaigre de cidre, 5 gouttes d'HE de **tea tree**. Secouez énergiquement avant chaque utilisation sur une peau parfaitement démaquillée.

J'ai 20 ans

Le renouvellement cellulaire bat des records de cadence, votre peau rayonne, elle atteint l'apogée de sa douceur. Mais vos ennemis rôdent et avancent masqués : trop de soleil, trop de nuits blanches, junk food, maquillage à tous les étages, poussées séborrhéiques sont une bombe à retardement : organisez la résistance !

➔ **Prescription :** réguler, purifier, protéger contre les radicaux libres.

- **Un gommage presque parfait**

Dans un bol, mélangez 2 cuillères à soupe de miel d'acacia avec 1 cuillère à soupe de farine de seigle, 1 jaune d'œuf et 3 gouttes d'HE de **lavande officinale**. Remuez de façon à obtenir une pâte homogène. Appliquez du bout des doigts, en faisant des mouvements circulaires, sur votre visage et votre cou. Laissez poser 10 minutes, puis rincez avec une eau citronnée (moitié eau, moitié jus de citron). Attention ! Pas plus d'1 fois par semaine et crème grasse obligatoire après ce gommage.

- **Masque purifiant Maya**

Mélangez 2 cuillères à soupe de miel avec 1 cuillère à soupe de fromage blanc. Ajoutez 2 gouttes d'HE de **tea tree** et 2 gouttes d'HE de **romarin à cinéole**, remuez bien. Appliquez le masque en couche épaisse sur le front, le nez et le menton. Laissez agir ¼ d'heure, puis rincez à l'eau citronnée (moitié eau, moitié jus de citron). Renouvelez 2 fois par semaine.

- **Sérum plus belle la peau**

Dans un flacon avec bouchon et, si possible, en verre teinté, versez 3 cuillères à soupe d'HV d'argan, 1 cuillère à soupe d'HV de noyau d'abricot et 5 gouttes d'HE de **lavande officinale**. Secouez pour bien mélanger. Versez 3 à 4 gouttes du mélange dans le creux de votre main, frottez vos paumes l'une contre l'autre et appliquez sur le visage matin et soir sur peau propre en massant de l'intérieur vers l'extérieur jusqu'à pénétration complète.

- **Tonique d'antan**

Mettez 25 g de pétales de rose séchés dans un bocal. Ajoutez 30 cl d'hydrolat de rose, 5 cl de vinaigre de cidre et 2 gouttes d'HE de **rose de Damas**. Fermez le bocal et laissez reposer 3 semaines loin d'une source de chaleur et à l'abri de la lumière. Filtrez et versez dans un flacon-spray. Vaporisez sur un disque de coton et passez sur votre visage propre.

- **Lait démaquillant**

Dans ¼ de litre de lait entier, versez 25 g de poudre d'amandes et 1 goutte d'HE de **rose de**

Damas. Remuez, puis laissez reposer 1 heure. Filtrez à travers un tissu fin propre ou un filtre à café. Bien bouché, ce lait se conserve 1 semaine au réfrigérateur.

Attention : ce lait démaquillant est conçu pour nettoyer le visage, pas pour démaquiller les yeux !

J'ai 30 ans

Côté jardin, 30 ans, c'est l'âge « de raison » ; on se retourne sur ses 20 ans pour constater qu'on est bien mieux dans sa peau maintenant. Fraîchement sortie de cet état d'adulescente, mi-ado, mi-adulte, la trentenaire s'accepte comme une vraie femme. Côté cour, c'est moins serein : la peau est superbe, mais le stress, les soucis, les grossesses marquent leur empreinte, et les premières rides d'expression s'invitent.

- **Prescription :** revitaliser, hydrater, doper, nourrir et protéger la peau. Stimuler l'exfoliation à coups de gommages et faire des massages raffermissants de façon régulière.

- **Gommage polissage**

Mixez 2 cuillères à soupe de flocons d'avoine, ajoutez ½ yaourt nature, 1 pincée de sel fin et 3 gouttes d'HE de **citron**. Prélevez un peu de mélange, massez votre visage en insistant bien sur la zone T (front, nez, menton) et en évitant le contour des yeux et de la bouche. Recommencez jusqu'à épuisement de la préparation. Attention ! Pas plus d'1 fois par semaine pour ne pas y laisser votre peau.

- **Masque à oxygène**

Versez 2 gouttes d'HE de **menthe poivrée** et 3 gouttes d'HE de **rose de Damas** sur 50 g d'argile en pâte, mélangez bien. Humidifiez votre visage avec un coton imbibé d'hydrolat de rose et appliquez la préparation en couche épaisse. Laissez poser 10 minutes, puis rincez à l'eau tiède.

- **Huile régénératrice**

Dans un flacon en verre teinté, mélangez 60 ml d'HV d'argan, 40 ml d'HV de millepertuis et 10 gouttes d'HE de **rose de Damas**. Appliquez sur le visage nettoyé le matin. Conservez à l'abri de la chaleur et de la lumière.

- **Huile mille et une nuits**

Dans un petit flacon avec bouchon, mélangez 6 gouttes d'HE de **rose de Damas** et 3 gouttes d'HE de **citron** dans 30 ml d'HV d'argan. Secouez énergiquement avant application, chaque soir sur un visage propre en massant doucement.

- **Tonique zeste**

Dans un flacon avec bouchon, mélangez 30 cl d'hydrolat de fleurs d'oranger, 2 gouttes d'HE de **lavande officinale**, 2 gouttes d'HE de **citron** et 10 gouttes de labrafil*. Agitez. Le soir, appliquez cette lotion sur une peau nettoyée à l'aide d'un coton bien imbibé.

- **Baume à lèvres floral**

Faites fondre 3 cuillères à soupe de beurre de karité au bain-marie. Hors du feu, incorporez 2 gouttes d'HE de **lavande officinale** et 2 gouttes d'HE de **rose de Damas**. Remuez, laissez tiédir et versez dans un petit pot hermétique.

---

* Labrafil, disper, solubol : dispersants naturels qui permettent de solubiliser les HE dans la phase aqueuse.

J'ai 40 ans

Sans conteste, le plus bel âge ! Même s'il est possible de dire ça à n'importe quel âge suivant son histoire. Certaines ne savent toujours pas ce qu'elles veulent de la vie, mais elles peuvent affirmer haut et fort ce dont elles ne veulent pas ! Cette assurance se retrouve dans le style vestimentaire, la coupe de cheveux, le maquillage ; tout serait parfait dans le meilleur des mondes si... les marques du temps qui passe ne s'en mêlaient pas. La peau se dessèche, les rides prennent leurs aises, le teint est moins uni, brouillé peut-être par l'accumulation des expositions solaires. Le contour des yeux se marque, flétrit... La bonne nouvelle, c'est qu'il existe mille choses à faire pour embellir sa peau !

➔ **Prescription** : raffermir et stimuler, unifier le teint, nourrir et régénérer. Un gommage toutes les semaines, une hydratation tous les jours.

- **Gommage Yin et Yang**

Dans un mixeur, réduisez en poudre 3 cuillères à soupe de flocons d'avoine. Ajoutez 1 cuillère à soupe d'HV d'amande douce et 3 gouttes d'HE de **lavande officinale**. Prélevez un peu de la préparation du bout des doigts et appliquez sur votre visage et votre cou en formant des petits cercles. Recommencez jusqu'à épuisement du mélange puis rincez à l'eau de source ou à l'hydrolat de lavande.

- **Masque équilibrant**

Mélangez 1 cuillère à soupe de beurre de karité et 4 gouttes d'HE de **lavande officinale**. Étalez le masque en une couche épaisse sur votre visage sauf autour des yeux et des lèvres. Laissez poser 10 minutes puis nettoyez à l'aide d'un coton imbibé d'hydrolat de lavande.

- **Masque coup de fouet**

Fouettez ensemble un jaune d'œuf, 1 cuillère à soupe d'HV de rose musquée et 1 cuillère à soupe d'HV d'onagre. Ajoutez 1 cuillère à café de miel d'acacia et 3 gouttes d'HE de **rose de Damas**. Appliquez le mélange sur le visage, le cou et le décolleté, laissez poser 20 minutes puis rincez avec un coton imbibé d'hydrolat de rose.

- **Sérum repulpant**

Dans un flacon de 60 ml, mélangez 2 cuillères à soupe d'HV de bourrache, 2 cuillères à soupe d'HV d'onagre, 4 gouttes d'HE de **rose de Damas**. Versez 3 à 4 gouttes du mélange dans le creux de votre main, frottez vos paumes l'une contre l'autre et appliquez sur le visage matin et soir en massant de l'intérieur vers l'extérieur jusqu'à pénétration complète.

- **Vodka tonique**

Dans un flacon en verre, versez 100 ml d'hydrolat de rose, 4 cuillères à soupe de jus de citron, 1 cuillère à soupe de vodka et 2 gouttes d'HE de **menthe poivrée**, remuez énergiquement. Laissez reposer 1 journée et 1 nuit avant d'appliquer sur le visage et le cou à l'aide d'un coton imbibé.

- **Baume à lèvres Repulp**

Faites tiédir 1 cuillère à café de beurre de karité au bain-marie. Hors du feu, versez 8 gouttes d'HE de **lavande officinale**. Mélangez bien. Versez dans un petit pot et laissez refroidir.

- **Sérum contour des yeux**

Dans un petit flacon en verre, versez 10 ml d'HV de rose musquée, 10 ml d'HV de calophylle, 1 goutte d'HE de **rose de Damas** et 1 goutte d'HE de **lavande officinale**. Secouez bien. Appliquez 1 goutte du sérum sous chaque œil en massage très léger de l'intérieur vers l'extérieur soir et matin sur une peau bien nettoyée. Ce sérum se conserve 3 mois à l'abri de la lumière.

J'ai 50 ans

Branle-bas de combat au rayon hormones... et tout bascule : la peau perd de son tonus, elle s'assèche et s'affine, l'ovale du visage devient flou, les rides se multiplient, l'attraction terrestre semble se transformer en aspiration terrestre... Ça, c'est le scénario catastrophe qui attend celles qui n'ont rien fait pour entretenir leur peau ; pour les autres, c'est l'heure, au contraire, de la récompense pour les soins prodigués jusque-là !

➲ **Prescription :** raffermir, soutenir l'activité cellulaire, unifier le teint, nourrir.

- **Gommage soleil**

Mélangez 1 cuillère à café de poudre de noix de coco dans 1 cuillère à soupe de miel d'acacia et ajoutez 2 gouttes d'HE de **lavande officinale**. Appliquez sur le nez, le menton et le front et massez en formant des petits cercles. Rincez à l'eau tiède.

- **Masque régénérant**

Mélangez 1 cuillère à café de beurre de karité fondu au bain-marie, ½ cuillère à soupe d'HV de bourrache, et 4 gouttes d'HE de **rose de**

Damas. Appliquez le masque en une couche épaisse sur votre visage en évitant le contour des yeux et les lèvres. Laissez poser 10 minutes puis rincez avec un coton imbibé d'hydrolat de rose.

- **Masque Fabulon**

Écrasez une dizaine de framboises bien mûres. Ajoutez 1 cuillère à soupe de crème fraîche, 1 cuillère à soupe de lait en poudre, 1 cuillère à soupe d'HV de germe de blé et 5 gouttes d'HE de **citron**. Mélangez bien, puis appliquez en couche épaisse sur votre visage et votre cou. Laissez agir un quart d'heure avant de rincer à l'eau citronnée (moitié eau, moitié jus de citron).

- **Sérum eau vive**

Dans un flacon de 60 ml avec bouchon, mélangez 3 cuillères à soupe d'HV de jojoba, 1 cuillère à soupe d'HV de rose musquée et 5 gouttes d'HE de **rose de Damas**. Tous les matins et tous les soirs, versez 4 gouttes du mélange dans le creux de votre main, frottez vos mains l'une contre l'autre puis appliquez sur le visage en lissant de l'intérieur vers l'extérieur jusqu'à pénétration complète.

- **Tonique la vie en rose**

Versez 3 cuillères à soupe d'hydrolat de rose dans un petit bol, ajoutez 3 gouttes d'HE de **rose de Damas** et 20 gouttes de labrafil. Agitez vivement. Trempez un disque de coton dans la lotion et tamponnez votre visage et votre cou sans frotter. Laissez agir 5 minutes avant d'appliquer votre crème de jour ou de nuit sans rincer.

- **Lait démaquillant**

Dans un bol, versez 1 cuillère à soupe de crème fraîche liquide, 1 cuillère à soupe de miel d'acacia et 1 goutte d'HE de **rose de Damas**. Mélangez bien. Appliquez sur votre visage avec un coton en évitant le contour des yeux. Rincez avec un tonique La vie en rose (voir ci-dessus).

Attention : ce lait démaquillant est conçu pour nettoyer le visage, pas pour démaquiller les yeux !

J'ai 60 ans et plus

Une nouvelle vie s'offre à vous ! Moins stressée, plus sereine, plus disponible... vous allez mieux profiter de ces moments où vous prenez soin de vous. Pourtant, votre peau se déshydrate à la vitesse grand V et perd tout son moelleux, les taches de pigmentation commencent à courir sur vos mains, votre décolleté ou votre visage, les rides se creusent. Vite, les huiles essentielles à la rescousse !

➔ **Prescription :** redensifier, raffermir, contenir la déshydratation, stimuler en profondeur, nourrir.

• **Gommage peau neuve**

Mixez finement 3 cuillères à soupe de flocons d'avoine, ajoutez 1 cuillère à soupe d'HV d'onagre et 2 gouttes d'HE de **rose de Damas**. Prélevez un peu de mélange du bout des doigts et appliquez-le sur votre visage et votre cou en décrivant des petits cercles. Recommencez jusqu'à épuisement de votre mélange puis rincez à l'eau de source ou à l'hydrolat de rose.

• **Masque zen**

Mélangez 1 cuillère à soupe de gel d'aloe vera et 4 gouttes d'HE de **lavande officinale**. Étalez le masque en une couche épaisse sur votre visage en évitant le contour des yeux et les lèvres. Laissez poser 10 minutes puis rincez à l'aide d'un coton imbibé d'hydrolat de rose.

- **Masque anticouperose**

Avant d'appliquer votre crème de nuit, mélangez 10 ml d'HV d'amande douce et 10 gouttes d'HE de **citron**. Appliquez en massages légers sur votre visage parfaitement propre. Laissez poser 30 minutes, puis rincez à l'eau citronnée (1 volume de jus de citron pour 10 volumes d'eau).

- **Lait démaquillant**

Dans un flacon à pompe, versez 2 cuillères à soupe d'HV de jojoba, 4 cuillères à soupe de gel d'aloe vera, 1 cuillère à soupe d'hydrolat de rose, 3 gouttes d'HE de **lavande officinale**. Agitez énergiquement avant d'en verser un peu sur un coton.

Attention : ce lait démaquillant est conçu pour nettoyer le visage, pas pour démaquiller les yeux !

- **Tonicothé Tonicoton**

Faites chauffer 25 cl d'eau jusqu'à frémissements. Jetez-y 1 cuillère à café de thé vert, laissez infuser 10 minutes. Filtrez ensuite, puis versez dans un flacon avec bouchon. Ajoutez 1 cuillère à café de miel liquide et 4 gouttes d'HE de **lavande officinale**. Agitez énergiquement. Appliquez cette lotion matin et soir sur une peau nettoyée à l'aide d'un coton bien imbibé. Ce tonique se conserve 10 jours au réfrigérateur.

- **Lotion antitaches**

Mélangez 10 gouttes d'HE de **citron**, 10 gouttes d'HE de **tea tree** dans 30 ml d'HV de rose musquée. Massez votre visage avec cette préparation en formant des petits cercles. Réservez cette lotion aux soins du soir, l'HE de citron augmentant la sensibilité de la peau aux rayonnements solaires.

- **Baume jouvence**

Faites tiédir ½ cuillère à café de cire d'abeille, 1 cuillère à café d'HV d'amande douce, 1 cuillère à café de beurre de cacao au bain-marie à feu doux, en remuant. Hors du feu, ajoutez 1 goutte d'HE de **menthe poivrée** et 2 gouttes d'HE de **lavande officinale**, sans cesser de remuer. Versez dans un petit pot et placez au réfrigérateur.

LES SOINS POUR LES CHEVEUX

Il faut prendre le mal à la racine. Tous les cheveux à problème, secs, gras, cassants, ternes, rares, etc., découvriront l'huile essentielle réparatrice qui leur convient. Ceux qui se portent bien y trouveront une protection naturelle, et en sortiront sublimés. C'est l'occasion pour vous de leur concocter un shampooing, un masque ou une lotion qui ciblera parfaitement leurs besoins.

Masques capillaires aromatiques

Mode d'emploi : les masques s'appliquent sur cheveux secs. Mélangez les huiles essentielles dans 10 cl d'huile végétale et appliquez à la racine, raie par raie comme vous le feriez pour une couleur. Versez le reste sur l'ensemble des cheveux, en massant pour bien faire pénétrer le mélange. Enveloppez votre tête dans du film plastique, nouez une serviette tiède par-dessus et laissez poser 1/4 d'heure. Procédez ensuite à votre shampooing habituel

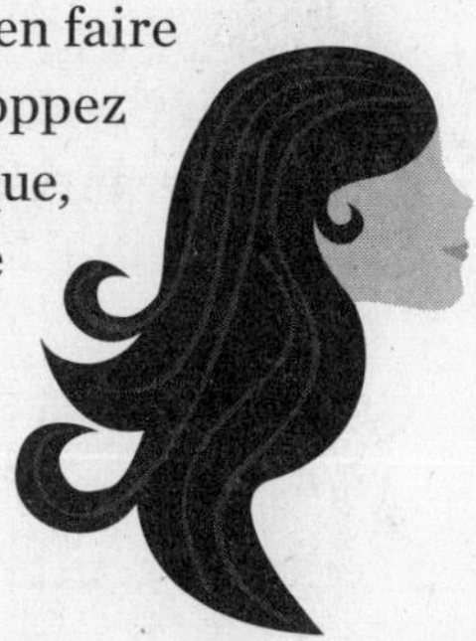

et rincez abondamment. Renouvelez l'opération 1 fois par semaine.

Shampooings aromatiques

Mode d'emploi : le shampoing aromatique est extraordinaire dans sa composition, mais simple dans son application. Comme un shampooing lambda, il faut l'appliquer sur cheveux humides, bien masser du bout des doigts, laisser poser 5 minutes, puis rincer abondamment. Les plus courageux terminent par un rinçage presque froid.

3 shampooings malins

- **Cheveux gras**

Versez 5 gouttes d'HE de **lavande officinale** et 10 gouttes d'HE de **citron** dans un flacon de 50 cl de base lavante neutre (en boutiques de produits naturels). Remuez énergiquement le flacon avant chaque utilisation et évitez l'eau trop chaude qui stimule les glandes sébacées.

- **Cheveux secs**

Dans un flacon de 50 cl de base lavante neutre, versez 10 gouttes d'HE de **lavande officinale**,

10 gouttes d'HE de **romarin à cinéole** et 1 cuillère à soupe d'HV de carthame. Secouez énergiquement le flacon avant chaque utilisation.

- **Chute de cheveux**

Dans un flacon de 50 cl de base lavante neutre, versez 10 gouttes d'HE de **romarin à cinéole** et 10 gouttes d'HE de **citron**. Secouez énergiquement le flacon avant chaque utilisation.

Lotions et après-shampooings aromatiques

Cheveux méchés, cheveux teints, ou pas, nous sommes tous accros à l'après-shampooing : l'eau calcaire les laisse rêches, difficile de démêler ce foin. Mais les agents lissants synthétiques des produits du commerce abîment parfois plus en profondeur qu'ils ne réparent.

2 lotions et après-shampooings malins

- **Après-shampooing cheveux normaux**

Fouettez 1 jaune d'œuf, 1 cuillère à café de glycérine (en pharmacie et sur Internet), 2 gouttes d'HE de **romarin à cinéole** et 3 gouttes d'HE de **lavande officinale**. Ajoutez 1 cuillère à soupe de lait en poudre et mélangez bien de façon à obtenir une crème homogène. Sur vos cheveux rincés et humides, appliquez le mélange en massant le cuir chevelu avec la pulpe des doigts. Laissez poser 5 minutes, puis rincez à l'eau tiède. Une lotion au vinaigre de cidre (voir ci-dessous) en dernier rinçage finira de faire briller vos cheveux, en les débarrassant du calcaire qui les ternit.

- **Lotion de rinçage Shining (tous cheveux)**

Dans une bouteille en verre d'une contenance de 1 litre, versez 2 verres de vinaigre de cidre, 10 gouttes d'HE de **lavande officinale** et 5 gouttes d'HE de **citron**. Complétez avec de l'eau de source, mélangez bien. Une fois vos cheveux lavés et rincés, versez ½ verre de ce mélange dans 1 litre d'eau chaude et utilisez en dernier rinçage.

Chapitre 2

Soigner le corps et l'esprit

Acné, coupure, bosse, rhume, insomnie, nous allons voir de quoi sont capables nos 6 huiles essentielles si malignes pour soigner les bobos du quotidien ! Vous pourriez être surpris du résultat obtenu par ces « médicaments » naturels : ils agissent vite, bien et sans avoir à craindre d'effets secondaires, s'ils sont utilisés correctement. Les huiles essentielles que nous avons sélectionnées couvrent la majorité des maux qui nous empoisonnent la vie ; polyvalentes, elles savent aussi bien stopper une infection virale que rafraîchir l'haleine ou traiter une mauvaise circulation veineuse, et ce en quelques gouttes. Mais ne vous emballez pas, les huiles essentielles sont puissantes et il n'est pas question de vous improviser aromathérapeute : les posologies ici recommandées sont précises et doivent être respectées.

Remarques :

- Les huiles essentielles ne sont pas faites pour des traitements au long cours. Sauf exception, les conseils seront suivis jusqu'à disparition des symptômes et 5 jours de suite maximum par voie orale.
- Les huiles essentielles agissent très rapidement. Si vous n'obtenez pas de résultats très nets dans les temps indiqués, ne vous obstinez pas. Sans doute n'avez-vous pas posé le bon diagnostic et n'utilisez-vous pas la bonne huile essentielle. Consultez.

BIEN-ÊTRE, PSY

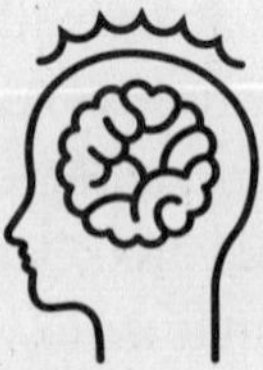

Agressivité

Versez 2 gouttes d'HE de **lavande officinale** sur un mouchoir et respirez aussi souvent que nécessaire.

Anxiété

Versez 2 gouttes d'HE de **lavande officinale** sur la face interne des poignets et respirez-les chaque fois que c'est nécessaire.

Aphrodisiaque

Diffusez de l'HE de **rose de Damas** pendant 10 minutes, le soir dans la chambre ou respirez-la directement dans le flacon 2 fois par jour, pendant 10 jours.

Choc émotionnel

Quelqu'un vient de recevoir une nouvelle qui l'a bouleversé et se trouve sous le choc ? Pour l'aider à reprendre ses esprits, faites-lui respirer un mouchoir sur lequel vous aurez versé 2 gouttes d'HE de **menthe poivrée**.

Concentration

Déposez 1 goutte d'HE de **romarin à cinéole** sur chaque poignet et respirez-les profondément chaque fois que le besoin s'en fait sentir.

Concentration conduite automobile

Versez 1 goutte d'HE de **citron** sous la langue toutes les 2 heures. En alternance avec café ou boissons stimulantes.

+

Branchez votre petit diffuseur de voiture sur l'allume-cigare. Diffusez de l'HE de **menthe poivrée** pendant 5 minutes toutes les heures.

Dépression

Diffusez plusieurs fois par jour quelques gouttes d'HE de **lavande officinale** dans les pièces à vivre à l'aide d'un diffuseur. Continuez jusqu'à amélioration.

Dépression saisonnière

Faites diffuser dans votre intérieur, pendant 10 minutes 2 fois par jour, 10 gouttes d'HE de **citron**.

Déprime

Déposez 1 goutte d'HE de **menthe poivrée** sur chaque poignet et respirez profondément 3 à 4 fois par jour.

Épuisement nerveux

Respirez à même le flacon ouvert d'HE de **menthe poivrée**, calmement et profondément, plusieurs fois dans la journée.

+

Versez 1 goutte d'HE de **menthe poivrée** dans ½ cuillère à café de miel et laissez fondre en bouche. À répéter selon les besoins.

Fatigue

Dans un petit flacon, mélangez 20 gouttes d'HE de **menthe poivrée**, 20 gouttes d'HE de **romarin à cinéole** et 10 ml d'HV de noisette. Massez-vous les tempes (sans trop approcher des yeux) avec cette huile, puis frictionnez énergiquement vos avant-bras et vos mollets.

+

Versez 10 gouttes d'HE de **citron**, 3 gouttes d'HE de **menthe poivrée** et 5 gouttes d'HE de **romarin à cinéole** dans votre diffuseur et diffusez dans les pièces à vivre 1 heure le matin et 1 heure l'après-midi.

Fatigue en voiture

Si vous devez conduire de longues heures, diffusez 5 minutes toutes les heures quelques gouttes d'HE de **menthe poivrée** dans votre diffuseur pour voiture branché sur l'allume-cigare, cela vous tiendra en éveil, stimulera votre attention et atténuera la fatigue.

Fatigue sexuelle

Respirez à même le flacon d'HE de **rose de Damas** chaque soir pendant 3 semaines.

Insomnie

Versez 2 gouttes d'HE de **lavande officinale** dans 1 cuillère à café de miel et diluez le tout dans une tisane de tilleul. Buvez 1 tasse après le dîner et 1 tasse avant le coucher.

+

Vaporisez quelques gouttes d'HE de **lavande officinale** sur votre oreiller au moment de votre coucher, elles vous détendront tout en éloignant les moustiques.

+

Mélangez 20 gouttes d'HE de **lavande officinale** et 1 cuillère à soupe de base pour bain.

Lorsque le bain chaud est coulé, versez ce mélange dans la baignoire et plongez-vous dans l'eau à 38 °C pendant 20 minutes. Ne vous rincez pas et filez au lit bien douillet.

Mauvaise humeur

Déposez sur un mouchoir 2 gouttes d'HE de **lavande officinale** et 1 goutte d'HE de **menthe poivrée**. Respirez profondément 2 à 3 fois dans la journée.

Mémoire

Pour stimuler votre mémoire, diffusez 5 gouttes d'HE de **romarin à cinéole** et 5 gouttes d'HE de **citron** dans votre bureau 2 fois par jour pendant 10 minutes.

Nervosité

Appliquez 1 goutte d'HE de **lavande officinale** sur les tempes et le front aussi souvent que nécessaire.

Neurasthénie

Respirez à même le flacon ouvert d'HE de **rose de Damas** aussi souvent que nécessaire.

Vertiges liés au stress

Mélangez dans un flacon 4 cuillères à soupe de gros sel gris, 20 gouttes d'HE de **lavande officinale** et 10 gouttes d'HE de **menthe poivrée**. Lorsque vous sentez le vertige venir, criez « Mes sels ! » et respirez profondément le flacon.

+

Mélangez 10 gouttes d'HE de **lavande officinale**, 5 gouttes d'HE de **menthe poivrée** dans 1 cuillère à soupe de base pour bain. Lorsque le bain chaud est coulé, versez ce mélange dans la baignoire et plongez-vous dans l'eau à 38 °C pendant 20 minutes.

BOUCHE

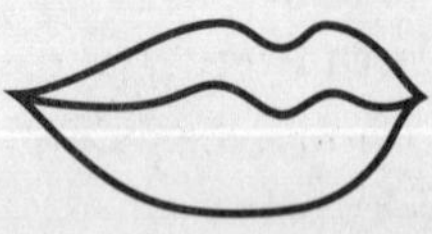

Abcès dentaire

Appliquez en alternance au cours de la journée 1 goutte d'HE de **menthe poivrée** et 1 goutte d'HE de **tea tree** sur la gencive en regard de la dent (au niveau de la zone douloureuse), à l'aide d'un Coton-Tige.

Aphte

Faites des bains de bouche avec ½ verre d'eau tiède dans lequel vous diluerez 5 gouttes d'HE de **tea tree**. Renouvelez 3 fois dans la journée.

Hygiène bucco-dentaire

Déposez 2 gouttes d'HE de **tea tree** sur votre brosse à dents avant d'y étaler votre dentifrice, et ce 2 fois par semaine.

Mauvaise haleine

Versez 2 gouttes d'HE de **menthe poivrée** dans un petit verre d'eau. Faites « tourner » en bouche avant de recracher. Ce bain de bouche rafraîchira votre haleine pendant quelques heures. Renouvelez après chaque repas.

Mycose buccale

Appliquez 2 gouttes d'HE de **tea tree** diluées dans 2 gouttes d'HV de calendula, localement au doigt ou au Coton-Tige 3 à 5 fois par jour jusqu'à disparition des symptômes.

CIRCULATION ET PRÉVENTION CARDIAQUE

Couperose

Mélangez 50 ml d'HV de calophylle et 10 gouttes d'HE de **citron**. Appliquez en massages légers sur votre visage parfaitement nettoyé. Laissez pénétrer une demi-heure, puis rincez à l'eau citronnée (1 volume de jus de citron pour 10 volumes d'eau) avant de mettre votre crème de nuit.

Hypertension artérielle

Versez 2 gouttes d'HE de **lavande officinale** dans 1 cuillère à café de miel et diluez le tout dans ½ verre d'eau tiède. Avalez 2 à 3 fois par jour.

+

Appliquez quelques gouttes d'HE de **lavande officinale** pure sur le plexus solaire, la face interne des poignets, la voûte plantaire, 3 fois par jour.

Hypotension artérielle

Mélangez 5 gouttes d'HE de **romarin à cinéole** et 3 gouttes d'HE de **menthe poivrée** dans 10 ml d'HV de noisette. Faites un massage de tout le corps 1 fois par semaine.

+

Versez 2 gouttes d'HE de **menthe poivrée** dans 1 cuillère à café d'HV d'olive et avalez 2 fois par jour (de préférence le matin et à midi, évitez le soir).

DOULEURS

Arthrose

Mélangez 2 gouttes d'HE de **menthe poivrée**, 3 gouttes d'HE de **lavande officinale** et 5 gouttes d'HV d'arnica. Appliquez en massages locaux 3 fois par jour.

Contracture musculaire

Appliquez 4 à 5 gouttes pures d'HE de **lavande officinale** sur le muscle douloureux et massez légèrement.

Entorse

Mélangez 2 gouttes d'HE de **menthe poivrée** et 3 gouttes d'HE de **lavande officinale** dans un bol d'eau glacée. Placez un tissu fin sur la surface de l'eau pour absorber l'huile. Essorez le tissu et appliquez-le sur l'entorse pendant 15 à 20 minutes.

Mal de tête

Trempez un mouchoir dans de l'eau très froide, arrosez-le de quelques gouttes d'HE de **lavande officinale** et d'HE de **menthe poivrée** et appliquez-le sur le front en veillant à ne pas l'approcher des yeux. Renouvelez aussi souvent que nécessaire.

+

Avalez 1 goutte d'HE de **menthe poivrée** dans 1 cuillère à café de miel plongée dans une tasse de thé ou de tisane.

+

Diffusez dans les pièces à vivre (chambre, bureau...) pendant une dizaine de minutes, quelques gouttes d'HE de **lavande officinale** et d'HE de **menthe poivrée**, de préférence à l'aide d'un diffuseur électrique.

Spasme musculaire

Appliquez 4 à 5 gouttes d'HE de **lavande officinale** sur le muscle douloureux et massez légèrement.

GROSSESSE

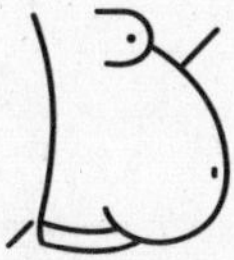

RECOMMANDATIONS D'USAGE DES HUILES ESSENTIELLES PENDANT LA GROSSESSE

L'aromathérapie peut « gérer » seule les incidents de parcours (ou accompagner un traitement allopathique directement lié à la grossesse ou non), aider la femme enceinte à retrouver l'équilibre émotionnel (donc celui du fœtus), régler tout problème infectieux, circulatoire, inflammatoire, lié ou non à la grossesse. Mais soyez très prudente : évitez de les avaler durant toute la grossesse sauf celles de citron ou de gingembre pour lutter contre les nausées du premier mois. Sinon, demandez conseil à un aromathérapeute.

Accouchement (antidouleurs, antistress)

Appliquez quelques gouttes d'HE de **rose de Damas** sur la face interne des poignets et respirez amplement, le plus calmement et profondément possible.

Acné

Dans un petit flacon en verre, mélangez 5 gouttes d'HE de **lavande officinale**, 5 gouttes d'HE de **tea tree** et 5 ml d'HV de rose musquée. Appliquez 1 goutte de ce mélange sur les boutons, 2 fois par jour jusqu'à amélioration nette.

Aérophagie (éructations, renvois)

Dans une petite cuillère, mélangez 2 gouttes d'HE de **citron** et 5 gouttes d'HV d'olive. Versez sous la langue, juste après les repas du midi et du soir, pendant 4 à 5 jours si nécessaire.

Allaitement (arrêter l')

Laissez fondre dans la bouche 2 gouttes d'HE de **menthe poivrée** sur 1 comprimé neutre, 3 fois par jour.

Il est impératif d'arrêter d'allaiter dès la première utilisation.

Blessures légères et plaies

Mélangez 1 goutte d'HE de **lavande officinale**, 1 goutte d'HE de **tea tree** et 2 gouttes d'HV de calendula. Après avoir lavé la plaie à l'eau et au savon, appliquez ce mélange 3 fois par jour pendant 2 jours, puis matin et soir jusqu'à la cicatrisation.

Chute de cheveux

Versez 4 gouttes d'HE de **citron** dans votre dose habituelle de shampooing (de préférence à l'argile).

Dépression post-partum

Dans un petit flacon, mélangez 15 ml d'HV de noyaux d'abricot et 4 gouttes d'HE de **rose de Damas**. Posez 1 goutte du mélange sur la face interne des poignets et respirez profondément chaque fois que le besoin s'en fait sentir.

+

Appliquez 5 gouttes du même mélange sur le plexus solaire 3 fois par jour jusqu'à disparition des symptômes.

Détox hépatique

Pendant la grossesse
Versez 2 gouttes d'HE de **citron** dans ½ cuillère à café d'HV d'olive. Laissez fondre en bouche 3 fois par jour pendant 8 jours par mois. Vous pouvez remplacer l'HV d'olive par ½ cuillère à café de miel, à plonger dans une tasse de thé.

Après la grossesse
Mélangez 1 goutte d'HE de **menthe poivrée**, 1 goutte d'HE de **romarin à cinéole** et 1 cuillère à café de miel. Versez le tout dans ½ litre d'infusion de romarin. Buvez en 24 heures, en cure de 8 jours.

Digestion difficile

Versez 1 goutte d'HE de **citron** dans ½ cuillère à café de miel et laissez fondre en bouche après les repas lourds.

Eczéma

Mélangez 5 gouttes d'HE de **tea tree**, 5 gouttes d'HE de **lavande officinale** et 1 cuillère à café d'HV d'onagre. Appliquez en massages légers sur les zones concernées 3 à 4 fois par jour jusqu'à disparition des symptômes.

Engelures

Mélangez 1 goutte d'HE de **lavande officinale** et 2 gouttes d'HV de rose musquée. Appliquez localement, 3 fois par jour jusqu'à cicatrisation complète.

Épisiotomie

Mélangez 3 gouttes d'HE de **lavande officinale** et 1 cuillère à soupe de base pour bain dans une bassine (ou un bidet) d'eau tiède et faites un bain de siège de 5 minutes 2 fois par jour jusqu'à cicatrisation.

+

Mélangez 2 gouttes d'HE de **lavande officinale** et 2 gouttes d'HV de rose musquée. Appliquez au doigt 3 fois par jour sur la coupure, jusqu'à cicatrisation complète.

Grippe

Versez 10 gouttes d'HE de **citron** dans votre diffuseur. Diffusez 3 fois par jour pendant 10 minutes.

Insomnie

Versez 10 gouttes d'HE de **lavande officinale** dans votre diffuseur et diffusez 15 minutes dans la chambre, à l'heure du coucher.

+

Versez quelques gouttes d'HE de **lavande officinale** sur l'oreiller.

Libido faible

Appliquez 1 goutte d'HE de **rose de Damas** sur le plexus solaire, 1 goutte sur la face interne de chaque poignet et respirez profondément, matin et soir, jusqu'à amélioration.

+

Dans un petit flacon en verre, mélangez 1 ml d'HE de **rose de Damas** et 9 ml d'HV de rose musquée. Demandez à votre partenaire de vous masser la colonne vertébrale avec quelques gouttes de ce mélange, le soir.

+

Respirez à même le flacon d'HE de **rose de Damas** ouvert, 3 à 4 fois par jour.

Mal de tête

Versez 10 gouttes d'HE de **lavande officinale** dans votre diffuseur et diffusez 10 minutes.

Mal des transports

Versez 1 goutte d'HE de **citron** dans ½ cuillère à café de miel et laissez fondre sous la langue, autant de fois que nécessaire au cours du trajet.

Nausées

Versez 2 gouttes d'HE de **citron** dans ½ cuillère à café de miel et sucez avant de vous lever.

Ou

Versez 2 gouttes d'HE de **lavande officinale** dans ½ cuillère à café de miel et laissez fondre en bouche. Répétez selon les besoins.

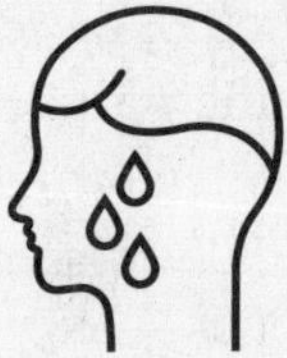

Rétention d'eau

À partir du 4e mois de grossesse
Versez 1 goutte d'HE de **citron** dans ½ cuillère à café de miel ou d'HV d'olive et laissez fondre en bouche, 3 fois par jour pendant 4 à 5 jours.

Surpoids

À partir du 4e mois de grossesse
Déposez directement sous la langue 1 goutte d'HE de **citron** et laissez fondre en bouche 3 fois par jour.

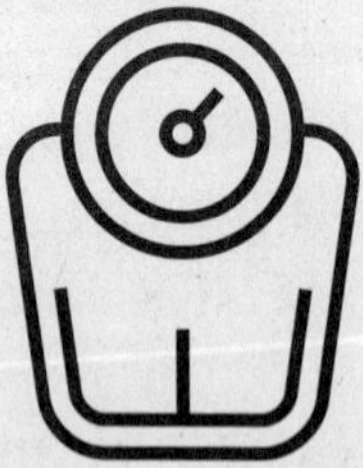

Zona

Mélangez 1 goutte d'HE de **tea tree**, 1 goutte d'HE de **lavande officinale** et 5 gouttes d'HV de millepertuis. Appliquez très souvent dans la journée sur les vésicules, jusqu'à 8 fois par jour.

ORL (PROBLÈMES RESPIRATOIRES)

Angine

Diluez 1 goutte d'HE de **tea tree** dans 1 cuillère à café de miel que vous sucerez 2 à 3 fois par jour. Plongez-la éventuellement dans une tisane de plante aromatique (thym, romarin, sauge...). Buvez 2 à 3 fois par jour.

+

Diluez 1 goutte d'HE de **menthe poivrée** et 2 gouttes d'HE de **tea tree** dans 1 cuillère à soupe de miel d'acacia. Mélangez dans un demi-verre d'eau tiède. Remuez soigneusement et faites des gargarismes 3 fois par jour pendant 3 jours.

Arrêter de fumer

Préparez le mélange suivant dans un petit flacon : 20 gouttes d'HE de **citron** et 20 gouttes d'HE de **menthe poivrée**. Chaque fois que vous avez envie de fumer, dégainez votre flacon et respirez.

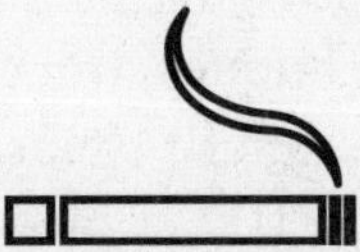

Bronchite

Versez 6 gouttes d'HE de **tea tree** dans un bol d'eau chaude et faites des inhalations à raison de 2 séances de 10 minutes chaque jour.

+

Laissez diffuser 8 gouttes d'HE de **citron** dans les pièces à vivre à l'aide d'un diffuseur électrique 20 minutes le matin et 20 minutes le soir.

Coqueluche

Appliquez 2 gouttes d'HE de **romarin à cinéole** diluées dans 1 cuillère à café d'HV d'amande douce et massez les bronches 2 à 3 fois par jour.

Fièvre et maladies infectieuses (enfants et bébés)

Pour calmer : massez doucement son plexus solaire et la face intérieure de ses poignets avec 2 gouttes d'HE de **lavande officinale** diluées dans quelques gouttes d'HV d'amande douce, plusieurs fois par jour.

Pour traiter (coliques, infections diverses, troubles du sommeil) : massez son ventre avec 2 gouttes d'HE de **lavande officinale**

dans 1 cuillère à café d'HV d'amande douce, plusieurs fois par jour.

Grippe

Mélangez 4 gouttes d'HE de **tea tree**, 4 gouttes d'HE de **citron** et 10 ml d'HV de macadamia. Appliquez en massages 10 gouttes de ce mélange sur la gorge, la poitrine et le haut du dos 4 fois par jour jusqu'à disparition des symptômes.

Infection pulmonaire

Appliquez 2 gouttes d'HE de **tea tree** sur le thorax et sur le haut du dos 4 fois par jour pendant 10 jours.

+

Versez 1 goutte d'HE de **tea tree** dans 1 cuillère à café de miel et laissez fondre en bouche 4 fois par jour pendant 10 jours.

Laryngite

Appliquez 1 goutte d'HE de **menthe poivrée** et 2 gouttes d'HE de **tea tree** diluées dans 10 gouttes d'HV de noisette autour de l'oreille, sur la gorge, 3 fois par jour (attention de ne pas appliquer trop près des yeux).

Nez bouché

Posez 1 goutte d'HE de **menthe poivrée** sous la langue et renouvelez si nécessaire 2 à 3 fois par jour.

Oreillons

Appliquez 2 gouttes d'HE de **tea tree** diluées dans un peu d'HV d'amande douce autour des oreilles, sur les mâchoires et le cou, 3 fois par jour pendant 5 jours.

Otite

Mélangez 1 goutte d'HE de **citron**, 1 goutte d'HE de **tea tree**. Appliquez en massage autour de l'oreille et renouvelez 3 fois par jour jusqu'à ressentir une amélioration sensible.

OU, si l'oreille ne coule pas

Imprégnez une mèche de coton de ce mélange et introduisez-la dans l'oreille qui fait mal. Renouvelez autant de fois que nécessaire jusqu'à ressentir une amélioration sensible.

Rhinopharyngite

Appliquez 2 gouttes d'HE de **tea tree** 4 fois par jour sur les ailes du nez, la gorge et le thorax pendant 2 à 3 jours.

+

Versez 2 gouttes d'HE de **tea tree** dans ½ cuillère à café de miel et laissez fondre en bouche 4 fois par jour pendant 2 ou 3 jours.

Rhume des foins

Dans un flacon-spray, versez 200 ml d'eau, 10 gouttes d'HE de **lavande officinale** et 5 gouttes d'HE de **menthe poivrée**. Secouez énergiquement avant de vaporiser dans les pièces à vivre 2 à 3 fois par jour.

Sinusite

Versez 4 gouttes d'HE de **tea tree** et 2 gouttes d'HE de **menthe poivrée** dans un bol d'eau chaude et faites une inhalation 2 fois par jour pendant 10 minutes. Ne sortez pas pendant 2 heures.

+

Mélangez 6 gouttes d'HE de **tea tree** et 2 gouttes d'HE de **menthe poivrée** dans 10 ml d'HV de noisette. Appliquez 10 gouttes de ce mélange en massages doux sur le front et au niveau des sinus de chaque côté du nez, 2 à 3 fois par jour.

Toux grasse

Mélangez 4 gouttes d'HE de **tea tree** et 4 gouttes d'HE de **romarin à cinéole** dans 10 ml d'HV de noisette. Frictionnez la poitrine et le haut du dos avec 8 gouttes du mélange 2 fois par jour jusqu'à disparition des symptômes.

+

Déposez 1 goutte d'HE de **tea tree** directement sous la langue et laissez fondre en bouche 4 fois par jour.

Toux sèche

Versez 2 gouttes d'HE de **romarin à cinéole** et 2 gouttes d'HE de **menthe poivrée** sur un mouchoir et respirez chaque fois que c'est nécessaire.

PEAU (PROBLÈMES DERMATO)

Abcès

Appliquez 1 goutte d'HE de **tea tree** pure sur l'abcès sous pansement 3 fois par jour pendant 5 jours.

Acné

Dans un flacon de 15 ml, mélangez 5 ml d'HE de **tea tree** et 10 ml d'HV de noyau d'abricot. Appliquez 2 gouttes du mélange matin et soir sur les zones infectées. Conservez à l'abri de la lumière.

Boutons, furoncles

Mélangez 5 gouttes d'HE de **tea tree** et 5 gouttes d'HV de **lavande officinale** dans 10 ml d'EL de calendula. Appliquez 3 fois par jour sur une peau parfaitement nettoyée.

Brûlure

Dans un petit flacon, mélangez 5 ml d'HE de **lavande officinale** et 5 ml d'HV de rose musquée. Après avoir refroidi la brûlure sous l'eau froide pendant 5 minutes, appliquez 3 à 8 gouttes de ce mélange 4 fois par jour pendant 3 à 6 jours, selon besoin.

Si la brûlure est petite, appliquez directement quelques gouttes d'HE de **lavande officinale** sur la zone lésée. Renouvelez toutes les 10 minutes jusqu'à ce que la douleur s'estompe.

Cicatrice

Mélangez 3 gouttes d'HE de **lavande officinale** et 4 gouttes d'HV de rose musquée. Appliquez le mélange sur la cicatrice 2 fois par jour pendant 10 jours. Massez doucement sur toute la longueur pour activer la circulation du sang et favoriser ainsi les échanges entre les cellules de la peau dans cette zone perturbée.

Coupure

Appliquez sur la coupure 1 goutte d'HE de **lavande officinale** et 1 goutte d'HE de **tea tree** 3 fois par jour pendant 2 à 3 jours. Couvrez d'un pansement.

Démangeaisons (toutes régions corporelles)

Dans un petit flacon de 15 ml, mélangez 3 ml d'HE de **lavande officinale**, 1 ml d'HE de **menthe poivrée** et 11 ml d'HV de calendula. Appliquez 3 à 8 gouttes de ce mélange (selon l'étendue de la surface à traiter) localement, 4 fois par jour jusqu'à disparition des symptômes.

Eczéma

Diluez 10 gouttes d'HE de **tea tree** et 10 gouttes d'HE de **lavande officinale** dans 1 cuillère à soupe de base pour bain. Versez dans la baignoire remplie et plongez dans ce bain apaisant pour 20 minutes.

Escarres

Prévention : versez 50 gouttes d'HE de **lavande officinale** dans 25 cl de vinaigre de cidre. À l'aide d'un linge humide, appliquez ce mélange 3 fois par jour sur les zones à risques.

Traitement : dans un petit flacon, mélangez 6 ml d'HE de **lavande officinale** et 4 ml d'HV de rose musquée. Appliquez 6 gouttes de ce mélange sur les zones lésées 4 fois par jour et laissez la plaie à l'air libre le plus longtemps et souvent possible.

Herpès labial

Appliquez du bout du doigt 1 goutte pure d'HE de **tea tree** 6 à 8 fois par jour sur la zone qui picote, pendant 2 jours, puis 3 fois par jour jusqu'à cicatrisation.

Impétigo

Appliquez 1 goutte pure d'HE de **tea tree** sur la zone concernée 3 fois par jour pendant 8 à 10 jours.

Lèvres gercées

Dans un petit flacon en verre de 5 ml, mélangez 1 ml d'HE de **lavande officinale** et 4 ml d'HV de rose musquée. Appliquez 2 gouttes de cette préparation 2 à 3 fois par jour jusqu'à cicatrisation complète.

Ongle incarné

Prenez un bain de pieds bien chaud. Trempez un carré de coton dans 1 cuillère à café d'HV d'olive mélangée à 3 gouttes d'HE de **tea tree**. Enveloppez l'ongle incarné dans le coton, enfilez une chaussette par-dessus et gardez le tout toute la nuit.

Pied d'athlète

Remplissez une bassine d'eau chaude. Diluez 4 gouttes d'HE de **tea tree** et 3 gouttes d'HE de **lavande officinale** dans 1 cuillère à café de base pour bain. Versez le mélange dans la bassine, remuez et plongez-y vos pieds pendant 20 minutes. Ne vous rincez pas mais séchez bien.

+

Préparez un mélange de 2 ml d'HE de **tea tree** et 3 ml d'HV de jojoba. Après chaque bain ou douche, séchez consciencieusement vos pieds et appliquez quelques gouttes du mélange sur les zones atteintes.

Piqûre d'insecte (guêpe, abeille, moustique...) et morsure d'animal

Appliquez le plus tôt possible sur la piqûre 1 goutte d'HE de **lavande officinale**. Renouvelez 3 fois dans la journée.

Plaie

Lavez la plaie à l'eau et au savon, rincez abondamment sous l'eau claire. Puis appliquez 2 gouttes d'HE de **tea tree** sur la blessure en débordant afin d'aseptiser aussi les abords. Recommencez plusieurs fois dans la journée.

ANTISEPTIQUES : POURQUOI PRÉFÉRER LES HE AUX GRANDS CLASSIQUES ?

Les HE : elles sont à la fois très antibactériennes et cicatrisantes.

Alcool à 90° : « Ça pique ». De plus, il est irritant et desséchant.

Alcool camphré : le camphre est un actif naturel potentiellement toxique et irritant, il est donc contre-indiqué pour nettoyer des plaies.

Alcool iodé : l'iode aseptise rapidement et accélère la cicatrisation, mais ses formes traditionnelles piquent, assèchent la peau et tachent.

Eau oxygénée : elle est très efficace mais détruit les cellules saines, compromettant la cicatrisation. Ne jamais utiliser en compresses laissées en contact prolongé.

Éosine : elle est très peu puissante et surtout utilisée pour assécher les plaies.
Éther : aucun effet antiseptique. De plus ses vapeurs sont toxiques.

Poux

Prévention (en cas d'épidémie) : versez 10 gouttes d'HE de **lavande officinale** dans une bouteille de shampooing (25 cl) et utilisez comme d'habitude.

Traitement : massez tout le cuir chevelu avec une compresse imbibée de 5 gouttes d'HE de **tea tree** et de 10 gouttes d'HE de **lavande officinale**. Couvrez la tête d'un bonnet pour la nuit. Réitérez ce traitement 3 jours de suite et 8 jours plus tard.

Tique

Appliquez 3 gouttes d'HE de **tea tree** localement. Attendez 5 minutes puis ôtez le rostre avec un tire-tique (en pharmacie). Désinfectez ensuite avec 1 goutte de la même HE. Surveillez bien l'évolution.

Verrue

Appliquez 1 goutte d'HE de **tea tree** pure sur la verrue et recouvrez d'un petit pansement. Renouvelez tous les jours jusqu'à disparition.

SYSTÈME DIGESTIF

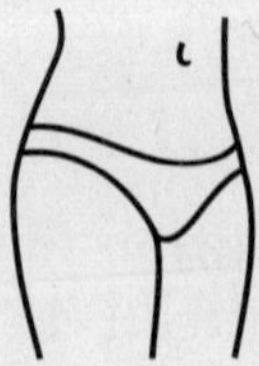

Aérophagie

Déposez 2 gouttes d'HE de **menthe poivrée** directement sous la langue et laissez fondre 3 fois par jour.

+

Massez doucement le bas-ventre avec 2 gouttes d'HE de **lavande officinale** 3 fois par jour.

Aigreurs d'estomac

Versez 1 goutte d'HE de **menthe poivrée** et 1 goutte d'HE de **citron** dans ½ cuillère à café de miel et avalez en fin de repas. Répétez en cas de besoin.

+

Mélangez 2 gouttes d'HE de **menthe poivrée** et 10 gouttes d'HV de calendula. Appliquez en massages sur l'abdomen après chaque repas pendant quelques jours.

Appétit (manque d')

Diluez 2 gouttes d'HE de **menthe poivrée** dans ½ cuillère à café de miel et avalez avant les repas. À prendre en cures d'une vingtaine de jours.

Crise de foie

Versez 2 gouttes d'HE de **menthe poivrée** dans ½ cuillère à café de miel et avalez en fin de repas, 3 fois par jour pendant 3 jours.

Diarrhée

Appliquez 2 gouttes d'HE de **tea tree** en massage sur le ventre 3 à 5 fois par jour, pendant 2 jours.

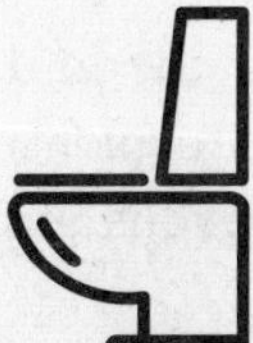

Digestion lente

Diluez 1 goutte d'HE de **citron** et 1 goutte d'HE de **menthe poivrée** dans 1 cuillère à café de miel. Plongez-la dans une boisson chaude et buvez à la fin de chaque repas durant quelques jours.

Flatulences

Massez le ventre dans le sens des aiguilles d'une montre avec 2 gouttes d'HE de **lavande officinale**, 1 ou 2 fois par jour.

Gastro-entérite

Posez 1 goutte d'HE de **menthe poivrée** sous la langue 4 fois par jour entre les repas, pendant 3 jours, puis 3 fois par jour pendant 2 jours.

Gueule de bois

Versez 2 gouttes d'HE de **menthe poivrée** sur un mouchoir et respirez profondément.

+

Versez le jus de ½ citron dans une tasse, remplissez d'eau tiède et plongez-y une cuillère de miel dans laquelle vous aurez dilué 1 goutte d'HE de **citron**.

Hépatite virale

Versez 2 gouttes d'HE de **menthe poivrée** dans ½ cuillère à café de miel et laissez fondre en bouche 3 fois par jour, par cures de 20 jours.

Indigestion

Sucez un comprimé neutre sur lequel vous aurez posé 2 gouttes d'HE de **menthe poivrée**, 3 fois en 24 heures.

Insuffisance hépatique

Après les repas, sucez une petite cuillère de miel dans laquelle vous aurez versé 1 goutte d'HE de **citron** et 1 goutte d'HE de **menthe poivrée**.

Lendemains de fête

Versez 2 gouttes d'HE de **menthe poivrée** dans ½ cuillère à café de miel et laissez fondre en bouche, à répéter en cas de besoin, autant de fois qu'il le faudra.

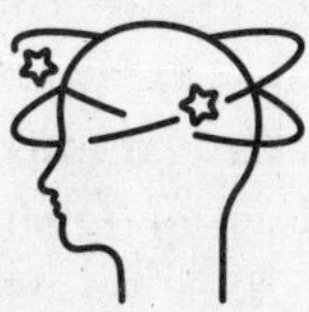

Mal des transports

Versez 1 goutte d'HE de **citron** et 1 goutte d'HE de **menthe poivrée** sur un demi-sucre. Laissez fondre en bouche. Renouvelez autant de fois que nécessaire.

+

Préparez, dans un petit flacon de 5 ml, un mélange avec 3 ml d'HE de **citron** et 2 ml d'HE de **menthe poivrée**. Avant de prendre la route (ou la mer, ou les airs...), massez-vous les tempes avec 2 gouttes de cette préparation et renouvelez pendant le voyage.

Mycose digestive

Versez 2 gouttes d'HE de **tea tree** sur un comprimé neutre et laissez fondre en bouche 4 fois par jour pendant 20 jours.

Nausées

Versez 2 gouttes d'HE de **menthe poivrée** sur un mouchoir et respirez chaque fois que la sensation de malaise apparaît.

+

Versez 1 goutte d'HE de **menthe poivrée** dans 1 cuillère à café de miel ou sur un comprimé neutre et avalez plusieurs fois par jour jusqu'à amélioration.

Spasmes digestifs

Massez doucement le bas-ventre avec 2 gouttes d'HE de **lavande officinale** pure 3 fois par jour.

Ulcère à l'estomac

Versez 2 gouttes d'HE de **menthe poivrée** dans ½ cuillère à café de miel et laissez fondre en bouche. Renouvelez 2 fois par jour.

SYSTÈME GÉNITO-URINAIRE

Cystite

Versez 2 gouttes d'HE de **tea tree** dans 1 cuillère à café de miel et laissez fondre en bouche 4 fois par jour pendant 3 jours.

Démangeaisons vaginales

Mélangez 2 gouttes d'HE de **tea tree** et 4 gouttes d'HV de calendula. Appliquez du bout du doigt sur l'ensemble de la zone concernée, vous obtiendrez un résultat rapide.

Fertilité (favoriser)

Respirez à même le flacon d'HE de **rose de Damas**, 3 à 4 fois par jour.

+

Appliquez 3 gouttes d'HE de **rose de Damas** pure en massage sur le plexus solaire et le long de la colonne vertébrale, de l'homme comme de la femme. Le meilleur moment est le soir, pour une détente totale et des rapports sexuels harmonieux. Continuez plusieurs semaines si nécessaire.

Frigidité

Respirez à même le flacon d'HE de **rose de Damas** plusieurs fois par jour.

Ménopause

Lorsque vous sentez venir une bouffée de chaleur, massez-vous les tempes et la nuque avec 1 goutte d'HE de **lavande officinale**.

Mycose vaginale

Versez 2 gouttes d'HE de **tea tree** dans une cuillère à café de miel et avalez 3 fois par jour pendant 5 à 7 jours.

+

Appliquez 3 gouttes d'HE de **tea tree** sur le bas-ventre et le bas du dos, 4 fois par jour pendant 5 à 7 jours.

+

Mélangez 1 goutte d'HE de **tea tree** et 5 gouttes d'HV de millepertuis. Appliquez du bout du doigt dans le vagin.

Pertes blanches

Mélangez 20 gouttes d'HE de **lavande officinale** et ½ cuillère à café de labrafil. Versez le tout dans 1 litre d'eau tiède et procédez à des injections vaginales à l'aide d'une poire vaginale. À faire matin et soir au moment de la toilette.

Règles douloureuses

Posez 1 goutte d'HE de **menthe poivrée** pure sous la langue, et renouvelez en cas de besoin.

Chapitre 3

Parfumer et prendre soin de sa maison

Citron, menthe poivrée, tea tree, romarin à cinéole, lavande officinale, rose de Damas... nos six fées du bien-être ont des pouvoirs antibactériens et des parfums naturels délicieux. Il n'en faut pas plus pour qu'elles deviennent des fées du logis ! Un champ de lavande qui semble s'échapper du réfrigérateur quand on l'ouvre, une salle de bains ensoleillée par une odeur fraîche de citron, une séance de repassage douce comme un loukoum à la rose... avec elles, c'est le ménage enchanté : pas de méchants agents polluants, pas d'ennemis de la planète, et une maison saine et parfumée. Et pour que tout soit aussi facile qu'avec les produits prêts à l'emploi du commerce, nous vous livrons des recettes qui ont fait la réputation de nos (arrière-)grands-mères. Elles embarquent du bicarbonate de soude, du vinaigre blanc, du savon noir ou de Marseille... des produits redécouverts aujourd'hui en même temps que le bon sens qui va avec.

LA CUISINE

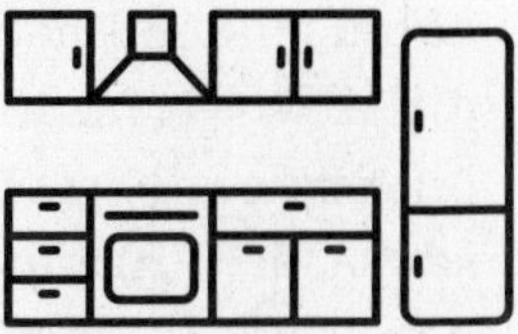

La recette miracle : Dégraistou

Ingrédients : 1 litre d'eau chaude, 150 g de savon noir liquide, 30 gouttes d'HE de **citron**.

Versez le savon noir dans l'eau chaude et remuez jusqu'à ce qu'il fonde. Laissez refroidir puis ajoutez l'essence de citron.

Plaques de cuisson, four, hotte et toutes les surfaces graisseuses de la cuisine sont dans le collimateur. Trempez puis essorez une éponge ou une lavette en microfibres dans le mélange et à l'attaque ! Les plus malins transvaseront leur précieux mélange dans un flacon à pompe, toujours prêt à sévir.

Diffusion assainissante

Fondue, pierrade, grillades... un régal, il faut le reconnaître. Mais une fois la table débarrassée, les odeurs semblent moins délicieuses, et deviennent même écœurantes. Dans un diffuseur, versez 10 gouttes d'HE de **lavande officinale** et 10 gouttes d'HE de **citron**. Diffusez pendant 20 minutes : le temps d'une petite balade qui vous fera du bien, après tout ce que vous avez mangé !

Diffusion 2, le retour

Vous ne disposez pas d'un diffuseur ? Dommage, c'est le meilleur allié des huiles essentielles en temps de grippe, par exemple. Recyclez un flacon-spray de 30 cl, versez-y 25 cl d'eau de source et 20 gouttes d'HE de **citron**. Agitez bien le flacon avant de vaporiser dans la pièce.

Éponges

Les éponges sont un Disneyland pour les bactéries et odeurs suspectes ! Elles finissent en général brûlées par l'eau de Javel ou à la poubelle faute d'avoir trouvé un produit moins agressif et/ou plus doux à la narine. Remplissez un bol aux ¾, ajoutez 3 gouttes d'HE de **citron**. Trempez l'éponge, essorez-la, puis placez-la au micro-ondes. Faites tourner à puissance maxi pendant 30 secondes.

Joints d'étanchéité

Pour sauver les joints du réfrigérateur, du lave-linge, du lave-vaisselle... recouverts de taches brunes (qui ne sont autres que des moisissures), la solution idéale c'est l'HE de **tea tree**. Versez-en quelques gouttes sur une éponge, passez-la sur les joints, laissez agir quelques minutes et rincez à l'eau froide.

Lave-vaisselle

Laver le lave-vaisselle ? Non, mais l'assainir et le désodoriser, oui. Dans un flacon-spray de 20 cl, versez 40 gouttes d'HE de **romarin à cinéole**. Complétez avec du vinaigre blanc. 2 fois par semaine, vaporisez un coup de spray et de frais dans votre lave-vaisselle après avoir bien agité le flacon.

Liquide vaisselle supermalin

Dans une bouteille de liquide vaisselle vide et propre de 500 ml, versez à l'aide d'un petit entonnoir 8 cuillères à soupe de savon noir liquide, 1 cuillère à soupe de bicarbonate de soude, 1 cuillère à soupe de vinaigre blanc et 20 gouttes d'HE de **citron**. Refermez le flacon et secouez énergiquement pour bien mélanger. Complétez le flacon avec de l'eau tiède et secouez à nouveau. Ce produit est très concentré, une giclée suffit pour une vaisselle de quatre personnes. N'oubliez pas d'agiter le produit avant chaque utilisation.

Micro-ondes

Dans un bol rempli d'eau, versez 3 gouttes d'HE de **menthe poivrée** ou d'HE de **citron**. Faites tourner le micro-ondes 2 ou 3 minutes à pleine puissance. Attendez une dizaine de minutes avant d'ôter le bol, de façon à faire disparaître les fumets de vos précédents plats cuisinés. Profitez-en pour passer un coup d'éponge sur les parois intérieures de l'appareil avec le mélange.

Mites alimentaires

Elles apparaissent, mini-papillons ternes voletant au ralenti, vers le mois d'avril. Mais le mal est déjà fait : les mites alimentaires déposent leurs cocons partout où c'était possible, n'épargnant ni les céréales, ni la farine, ni le riz..., ni même les paquets pas encore entamés ! Il va falloir jeter, trier et enfermer les denrées rescapées dans des bocaux hermétiques pour s'en débarrasser. Ensuite, passer l'aspirateur à l'intérieur de vos placards et les nettoyer avec ce mélange : dans une cuvette d'eau chaude, versez 1 verre de vinaigre blanc et 5 gouttes d'HE de **menthe poivrée**.

Moisissures

Ça commence par un film d'humidité, puis ça se transforme en traînée noire. Et ça s'installe n'importe où : sur les murs, dans les coins, dans le bas des rideaux de douche... ne laissez pas la moisissure se pavaner, éradiquez-la à la loyale. Dans un flacon-spray, versez 30 cl d'eau chaude, 10 cl de vinaigre blanc et 5 gouttes d'HE de **tea tree**. Mélangez. Vaporisez sur les endroits atteints, nettoyez avec une éponge propre, séchez avec un chiffon propre, puis vaporisez légèrement à nouveau.

Poubelle

Avant d'installer le sac-poubelle, versez 4 gouttes d'HE de **citron** sur une boule de coton ou une feuille d'essuie-tout chiffonnée et jetez-la au fond. Deux problèmes, une solution : le citron combat les bactéries et bataille contre les mauvaises odeurs.

Réfrigérateur

Versez 50 cl d'eau chaude, 50 cl de vinaigre blanc et 3 gouttes d'HE de **citron** dans une petite cuvette. Trempez-y une éponge ou une lavette en microfibres et procédez au nettoyage complet : clayettes, compartiments, bac à légumes, etc. Laissez la porte ouverte pendant que ça sèche.

Puis

Sur une pierre poreuse, versez 2 gouttes d'HE de **citron**, placez-la dans un compartiment de la porte du frigo. Pour entretenir l'effet aseptisant, pensez à « recharger » la pierre régulièrement avec l'huile essentielle.

Rouleaux chinois à la vapeur de romarin

Définitivement classe pour terminer en beauté le repas asiatique que vous avez préparé ! Mais pas seulement : cette coutume qui consiste à présenter des rouleaux en serviette éponge finement parfumés sera aussi très bien accueillie à la fin d'un repas de fruits de mer.

Dans un saladier d'une contenance de ½ litre, versez 25 cl d'hydrolat de rose et 25 cl d'eau de source. Trempez-y des petits carrés de tissu éponge (en vente dans les boutiques asiatiques) puis essorez-les bien. Versez le mélange eau/hydrolat dans le compartiment inférieur d'un cuit-vapeur, ajoutez 6 gouttes d'HE de **romarin à cinéole**. Pliez et roulez les carrés de tissu bien serrés et placez-les dans le compartiment supérieur du cuit-vapeur. Couvrez et faites bouillir 5 minutes. Sortez les rouleaux avec une pince et apportez-les immédiatement à table sur un petit plateau.

Savon liquide

La recette est connue, pour se débarrasser d'une odeur de poisson ou d'ail, rien de mieux que le citron. Ce savon, qui mêle l'effet désodorisant du citron au parfum de la lavande, montrera toute son efficacité en la matière. Dans un flacon à pompe, versez 10 cl de base lavante neutre, 15 gouttes d'HE de **citron** et 15 gouttes d'HE de **lavande officinale**. Agitez pour bien mélanger.

Sols

Un deux-en-un qui désinfecte les sols et laisse derrière lui un doux effluve de lavande, ça vous dit ? Versez 1 cuillère à soupe de savon noir, 2 gouttes d'HE de **lavande officinale**, 2 gouttes d'HE de **citron** et 2 gouttes d'HE de **tea tree** dans un seau d'eau bien chaude. Utilisez de préférence un balai en microfibres avec système d'essorage intégré, il évite de mettre les mains en contact avec le produit et, à la différence du balai à franges, il ne laisse pas de vilaines traces.

Sous-mugs diffuseurs

Sans les collectionner (et pourquoi pas d'ailleurs, si vous ne craignez pas de vous faire traiter de cervalobélophile), on peut réunir quelques sous-bocks déco, voire vintage, pour protéger sa table basse. Si l'idée vous tente, profitez-en pour verser 1 goutte d'HE de **citron** sur chacun des sous-bocks au moment du thé : quand vous déposez la boisson chaude dessus, une odeur délicate de citron chaud s'élève.

LA BUANDERIE

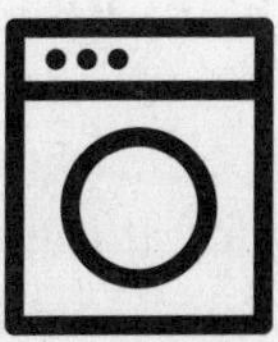

La recette miracle : Lessivcline

Ingrédients : 3 litres d'eau, 150 g de savon de Marseille, 10 gouttes d'HE de **tea tree**.

Râpez le savon de Marseille avec un économe (ou achetez-le en copeaux). Dans un bidon de lessive vide, diluez-le avec 3 litres d'eau bouillante, secouez énergiquement pour mélanger. Ajoutez l'HE de **tea tree**.

Avant chaque utilisation, agitez le bidon pour homogénéiser la lessive, puis versez dans le compartiment lessive du lave-linge l'équivalent d'un verre à moutarde. Cette lessive maison 100 % naturelle est un bonheur pour les sens : le linge en sort désinfecté, grâce aux huiles essentielles, et sentant bon le propre grâce au savon de Marseille. Avec elle, les risques d'allergie s'envolent comme les taches. Et elle est efficace même à basse température.

Assouplissant Archidoux

Mélangez 50 cl de vinaigre blanc et 1 cuillère à café d'HE de **lavande officinale** dans un flacon résistant (en plastique ou en verre) avec bouchon. Sortez vos plus jolis crayons pour confectionner une étiquette annonçant clairement la nature du contenu.

Au moment de lancer votre machine de linge, secouez bien la bouteille ou le bidon (à répéter systématiquement à chaque machine). Ensuite, versez l'équivalent de ½ verre à moutarde du mélange dans le bac adoucissant de votre lave-linge.

Le vinaigre rend souplesse et fraîcheur au linge, en le débarrassant de la gangue de calcaire qui le laisse rêche, il lui redonne une blancheur immaculée, efface les auréoles laissées par la transpiration et désodorise. En même temps, il assure une longue vie à votre lave-linge en le détartrant à chaque lavage. Votre huile essentielle préférée, de son côté, vaut mieux que tous les parfums synthétiques les plus sophistiqués !

Eau de repassage

Ajoutez 3 gouttes d'HE de **lavande officinale**, de **menthe poivrée** ou de **rose de Damas** dans l'eau de votre fer à repasser. Aucun risque de tacher le linge, les huiles essentielles ne sont pas grasses. Évitez quand même de repasser chemises et chemisiers : votre parfum préféré ne s'accordera peut-être pas avec les fragrances de la lavande, de la menthe ou de la rose.

Lingettes sèche-linge

Au moment de faire tourner votre sèche-linge, sélectionnez un torchon, une serviette de table ou une chaussette. Appliquez-lui 10 gouttes d'HE de **lavande officinale**, et faites-le tourner avec le reste du linge. Il va distiller son parfum dans tous les vêtements, sans les tacher ni les abîmer. En prime, pas de lingette non recyclable dans la nature !

LA SALLE DE BAINS

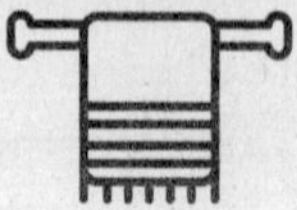

La recette miracle : Récurmalin

Ingrédients : 8 cuillères à soupe de bicarbonate, 4 cuillères à soupe de jus de citron, 8 gouttes d'HE de **citron**.

Dans un saladier, délayez le bicarbonate avec le jus de citron de façon à obtenir une pâte (ça mousse, c'est impressionnant mais normal). Ajoutez l'essence de citron et émulsionnez bien. Transvasez la préparation dans un pot avec couvercle (un ancien pot à cosmétique, par exemple).

Déposez une noisette de crème Récurmalin sur une éponge humide ou une lavette microfibres, frottez les endroits sales. Rincez à l'eau claire pour éliminer les traces blanches que peut laisser le bicarbonate. Cette pâte vous servira à nettoyer toutes les surfaces qui méritent de l'être : baignoire, carrelage, lavabo, robinets, vitre de douche... À la différence des sprays, la pâte « s'accroche » aux parois de la baignoire et se maintient bien sur des joints de carrelage à nettoyer, par exemple, ce qui permet un meilleur traitement ponctuel.

Brosses à cheveux, peignes, pinceaux à maquillage...

1 fois par mois, opération assainissement : versez 4 cuillères à soupe de bicarbonate dans 1 litre d'eau chaude, ajoutez 10 gouttes d'HE de **tea tree**. Plongez dans ce bain vos peignes, brosses, pinceaux à maquillage et autres éponges à fond de teint pendant 1 heure. Si les dégâts sont trop avancés, frottez les brosses et peignes les uns contre les autres pour décrocher tous les résidus de cheveux. Rincez à l'eau froide.

Canalisations

Déglutition paresseuse, haleine d'égouts... il est temps de faire quelque chose pour vos canalisations. Mélangez 200 g de sel fin à 200 g de bicarbonate de soude et versez le tout dans l'évier, le lavabo, ou toute autre canalisation. Ajoutez 1 verre de vinaigre blanc chaud (ça mousse fort, évitez de respirer au-dessus) et laissez tel quel toute la nuit. Le lendemain, versez 1 litre d'eau bouillante additionnée de 10 gouttes d'HE de **citron**.

Pommeau de douche

Versez 50 cl de vinaigre blanc dans un petit sac en plastique, ajoutez 10 gouttes d'HE de **citron**. Accrochez le sac de façon à ce qu'il enveloppe le pommeau de douche (nouez les anses autour). Ouvrez le robinet de douche pour remplir doucement le sac avec de l'eau chaude, pas plus haut que le bord ! L'idée est de laisser tremper le pommeau dans le mélange pour que le vinaigre vienne désagréger le calcaire et que l'HE de citron l'assainisse : 2 heures est un minimum.

Rideaux de douche

Les champignons raffolent de vos rideaux de douche. Ils font copain-copain avec les résidus de savon, et il n'y a plus d'autre choix que de les mettre à la poubelle. Offrez-leur une deuxième vie avec ce geste malin : dans 1 litre d'eau chaude, versez 5 cuillères à soupe de bicarbonate et 10 gouttes d'HE de **tea tree**. Plongez-y une éponge propre et frottez énergiquement les endroits déjà infestés. Rincez à l'eau tiède.

Robinets nets

Mélangez 25 g d'argile blanche en poudre, 15 cl de Lessivcline (p. 157), 30 gouttes d'HE de **citron**. Versez dans une boîte métallique et laissez sécher une semaine sans couvercle. Une fois solidifiée, cette pierre d'argile est prête à l'emploi : humectez une éponge, frottez-la sur votre pierre d'argile et astiquez vos robinets. Ne la renfermez pas immédiatement dans sa boîte pour qu'elle sèche à nouveau.

LE PETIT COIN

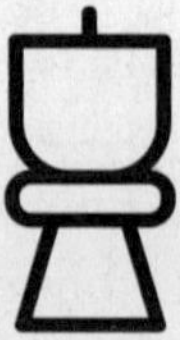

La recette miracle : Pschitt essentiel

Ingrédients : ½ litre de vinaigre blanc, 15 gouttes d'HE de **citron**.

Versez les ingrédients dans un flacon-spray d'une contenance de 50 cl, puis secouez pour bien mélanger. Un beau travail d'équipe : le vinaigre blanc désagrège les plaques de calcaire qui retiennent les bactéries et les odeurs, et l'HE de citron passe derrière en usant de ses vertus antiseptiques, bactéricides et désodorisantes.

Désodorisant

Dans la garrigue ? À Nice ? C'est vous qui décidez de votre environnement aromatique, en réalisant cette recette avec de l'HE de **lavande**, de **romarin**, de menthe ou de **citron**. Diluez ½ cuillère à café d'HE de **lavande officinale** (ou **romarin**, **citron**, etc.) dans 2 cuillères à soupe d'alcool à 70°. Versez le mélange dans un flacon-spray d'une contenance de 30 cl, ajoutez 20 cl d'eau de source et secouez pour bien mélanger. Laissez le flacon à la disposition des candidats au « voyage », mais en hauteur, pour décourager les petits curieux.

Détartrant WC

Le plus malin de nos produits maison, puisqu'il travaille tout seul ! Une vaporisation chaque jour dans les méandres de la cuvette et c'est tout.

Dans un flacon-spray, versez 1 verre de vinaigre blanc, 2 cuillères à soupe de savon noir, ½ verre de bicarbonate de soude et 6 gouttes d'HE de **romarin à cinéole**. Agitez bien avant chaque utilisation.

Lingettes aseptisantes

Dans un saladier, mélangez 10 cl de vinaigre blanc, 1 cuillère à soupe de liquide vaisselle et 10 cl d'eau de source. Ajoutez 5 gouttes d'HE de **tea tree** et 5 gouttes d'HE de **citron** et remuez bien pour obtenir un mélange homogène. Procurez-vous du papier essuie-tout très épais, détachez 50 feuilles puis pliez-les en deux. Déposez les « lingettes » vierges dans un sac en plastique avec zip (ou une boîte fermant hermétiquement), versez le mélange aux huiles essentielles dessus et fermez le sac. Attendez deux heures avant d'utiliser. De temps en temps, retournez le sac (ou la boîte) pour qu'elles restent bien imprégnées. Ces lingettes peuvent se jeter dans la cuvette après usage.

Poignées de portes

Enfilez un vieux gant, en coton, laine..., peu importe, mais il faut une matière absorbante. Versez 2 gouttes d'HE de **citron** sur la paume et 2 sur les doigts du gant. Nettoyez régulièrement les poignées de portes de la maison en les manipulant avec ce gant désinfecteur.

LE DRESSING

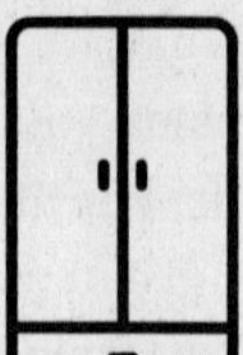

La recette miracle : Assainissant Féebrise

Ingrédients : 40 gouttes d'HE de **citron**, 15 cl de vinaigre blanc, 25 cl d'eau.

Dans un flacon-spray propre, versez le vinaigre, l'essence de citron et l'eau, agitez bien. Vaporisez votre assainissant Féebrise par-ci par-là à tous les étages, étagères, penderie... Avant de refermer la porte du dressing, passez un tissu imbibé de Féebrise sur le dessus de la porte : le prochain visiteur sera accueilli dans la fraîcheur du citron.

Désodorisant chaussures

Versez 5 gouttes d'HE de **lavande officinale** sur 1 cuillère à soupe de bicarbonate, versez le tout dans une chaussette. Faites la même chose avec une autre chaussette. Placez ces chaussettes à l'intérieur de vos chaussures. Une nuit en compagnie du bicarbonate, grand boulimique de mauvaises odeurs, et de l'HE de lavande, assainissante, devrait donner un bon coup de frais à vos chaussures. Mais il n'y a aucun danger à laisser ces « chaussettes sentbon » en permanence.

Désodorisant vêtements

Versez 1 litre d'eau dans une casserole, portez-la à ébullition. Hors du feu, versez-y 10 gouttes d'HE de **lavande officinale**, remuez. Accrochez le vêtement à l'odeur suspecte sur un cintre, et installez-le au-dessus de la casserole fumante, à une dizaine de centimètres (plus haut s'il s'agit d'un tissu fin). La vapeur s'échappant de la casserole va monter, puis envelopper le vêtement, l'imprégnant de l'odeur de lavande. Comme au pressing !

Petit sachet parfumé

Dans un morceau de tissu, découpez un cercle de 25 cm de diamètre. Sur un disque de coton, versez 2 gouttes d'HE de **lavande officinale** et placez-le au milieu du cercle de tissu. Versez sur le coton 2 cuillères à soupe de grains de lavande (frais ou secs). Fermez le tissu en remontant les bords (façon bourse) et en nouant un lien de votre choix : ruban, raphia, bolduc... Glissez la bourse dans un tiroir ou accrochez-la à l'attache d'un cintre.

Sac de sport

Il y a sûrement des matches qui se jouent à l'intérieur entre équipes de bactéries... S'il peut passer à la machine, lavez votre sac de sport au minimum 1 fois par mois, en ajoutant 10 gouttes d'HE de **tea tree** diluées dans 1 verre de vinaigre blanc dans le compartiment réservé à l'adoucissant. S'il est interdit de machine à laver, vaporisez-le d'Assainissant Féebrise après chaque séance de sport.

LA CHAMBRE À COUCHER

La recette miracle : Brumisateur Boldair

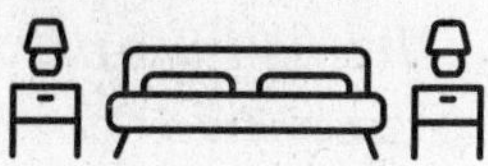

Ingrédients : 50 cl d'eau, 1 cuillère à café de bicarbonate, 5 gouttes d'HE de **romarin à cinéole.**

Dans un vaporisateur propre, versez l'eau tiède et le bicarbonate. Secouez bien. Ajoutez l'HE de romarin. Vaporisez ce tueur de bactéries à volonté.

Désinfecter le linge : spécial grippe

Pour éviter tout risque infectieux ou contagieux par la literie, préparez un désinfectant avec 2 ml d'HE de **citron** et 1 ml d'HE de **romarin à cinéole** puis utilisez comme suit : faites tremper les draps, taies d'oreiller et pyjamas dans de l'eau tiède additionnée de 10 gouttes de ce mélange pendant ½ heure. Procédez au lavage habituel en ajoutant 4 à 5 gouttes de ce désinfectant dans le bac assouplissant de votre machine à laver. S'il s'agit d'un lavage à la main, ajoutez seulement 2 gouttes du produit dans la dernière eau de rinçage.

Draps (mieux vaut dormir seul que mal accompagné)

Entre les acariens, qui prennent vos draps pour une HLM, et les études qui montrent à la loupe les microbes horribles qui s'y invitent, c'est le moment de trouver une solution.

- Changez vos draps 1 fois par semaine, lavez-les à l'eau très chaude et ajoutez 6 gouttes d'HE de **tea tree** mélangées à 1 verre de vinaigre blanc dans le compartiment réservé à l'adoucissant de votre lave-linge.

- Dans le sèche-linge, glissez un tissu (torchon, chiffon propre) imprégné de 6 gouttes d'HE de **citron** aux côtés des draps.
- Repassez vos draps après les avoir vaporisés d'un mélange obtenu avec 50 cl d'eau déminéralisée et 4 gouttes d'HE de **lavande officinale**. Agitez bien avant chaque utilisation.

Matelas antiacariens

C'est la guerre qu'ils veulent, on dirait ! Eh bien ils l'auront : tous les mois, sortez votre gun-spray chargé avec un mélange de jus de citron (le jus de 1 citron frais), d'HE de **lavande officinale** (1 cuillère à soupe) et d'eau (75 cl). À l'aube, surprenez-les en vaporisant largement le matelas sur toutes ses faces, attendez le soir pour refaire le lit.

Oreillers Morphée

Un petit geste pour une bonne grosse nuit de sommeil ? Versez 2 gouttes d'HE de **lavande officinale** sur chaque oreiller avant le coucher.

SPÉCIAL SAINT-VALENTIN

Courrier du cœur à la rose. Dans un sac de congélation avec zip, glissez une dizaine de feuilles de papier à lettres. Versez 10 gouttes d'HE de **rose de Damas** sur un morceau de tissu, pliez-le plusieurs fois de façon à ce que les HE ne soient pas en contact direct avec les feuilles. Glissez le tissu imprégné dans le sac plastique, au milieu des feuilles. Fermez le zip et laissez s'imprégner pendant 48 heures. Vous pouvez personnaliser ainsi tout votre courrier galant : HE de rose = Hugo ; HE de lavande = Pierre…

Bonbons chocomenthe pour bain à deux. Faites fondre 4 cuillères à soupe de beurre de cacao au bain-marie en remuant avec une cuillère en bois. Quand il est liquide, versez 2 cuillères à soupe d'huile d'amande douce en continuant à remuer. Hors du feu, incorporez 20 gouttes d'HE de **menthe poivrée** et mélangez bien. Versez le mélange dans des moules en silicone en forme de cœur, puis direction le congélateur pour 3 heures. Démoulez alors les petits cœurs, enveloppez-les dans du papier de soie de différentes couleurs, rangez-les dans un endroit frais à l'abri des gourmands distraits.

Au moment M, dépapillotez 2 bonbons choco-menthe, jetez-les dans le bain, où ils fondront, délivrant une douce odeur sucrée…

Spray anti-punaises de lit

Dans un flacon-spray de 200 ml, versez 30 gouttes de **tea tree**, 15 ml d'alcool pharmaceutique modifié et complétez avec de l'eau. Agitez le flacon vigoureusement avant chaque utilisation. Vaporisez à 30 cm des lits et tissus pendant quelques secondes. Quittez la pièce pendant 8 heures. Aérez ½ heure avant le coucher. Après 24 heures, aspirez matelas, sommiers, sols, tapis et moquettes. Répétez l'opération la semaine suivante puis 1 fois par mois en entretien.

Attention : prudence avec les femmes enceintes de moins de 3 mois et les enfant de moins de 3 ans.

LA CHAMBRE D'ENFANT

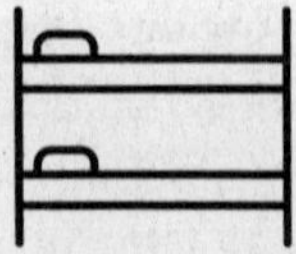

La recette miracle : Humidificateur Tropur

Ingrédients : 3 cuillères à soupe d'hydrolat de rose, 3 gouttes d'HE de **lavande officinale** ou 3 cuillères à soupe d'hydrolat de fleurs d'oranger, 3 gouttes d'HE de **citron**.

Une recette tout-en-un pour humidifier, purifier et parfumer, sans l'impression d'être à l'hôpital.

Pour les filles-à-la-vanille : dans un bol, versez 3 cuillères à soupe d'hydrolat de rose et 3 gouttes d'HE de **lavande officinale**, mélangez. Posez le bol sur un radiateur et laissez toute la nuit.

Pour les gars-au-chocolat : dans un bol, versez 3 cuillères à soupe d'hydrolat de fleurs d'oranger et 3 gouttes d'HE de **citron**, mélangez. Posez le bol sur un radiateur et laissez toute la nuit.

Diffusion assainissante

Le soir, 1 heure avant le coucher de l'enfant, versez 10 gouttes d'HE de **lavande officinale** dans le diffuseur.

Jouets

Impossible de confier les jouets, et encore moins l'indéfectible doudou, aux détergents suspects, sachant qu'ils passeront tous à un moment ou un autre par la bouche de Bébé. Remplissez la baignoire d'eau chaude, ajoutez 1 verre de savon de Marseille en paillettes, 1 verre de vinaigre blanc et 10 gouttes d'HE de **citron**. Brassez pour mélanger. Laissez les jouets barboter une trentaine de minutes puis rincez à grande eau.

Matelas

Les petites fuites ont vite fait de marquer, sur un matelas. Détachant naturel, grand pourfendeur de moisissure et avaleur d'odeur patenté, le bicarbonate de soude ne fera qu'une bouchée de ces taches. Saupoudrez largement le matelas, même s'il n'est pas taché ; s'il l'est, frottez les taches avec un chiffon humide et imprégné de bicarbonate. Laissez poser 2 heures, puis passez l'aspirateur soigneusement. Dernière touche antibactérienne et sentant bon le Sud : vaporisez quelques gouttes d'HE de **lavande officinale** sur le matelas.

LE SÉJOUR

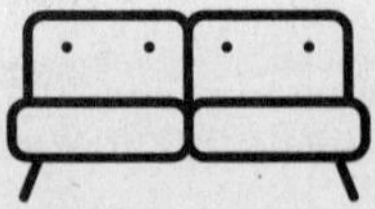

La recette miracle : Raviv'moquette

Ingrédients : 30 cl de vinaigre blanc, 10 cuillères à soupe de liquide vaisselle supermalin (voir p. 152), 3 cuillères à soupe de bicarbonate, 10 gouttes d'HE de **lavande officinale**.

Mélangez les ingrédients dans un vaporisateur d'une contenance de 50 cl. Attendez-vous à ce que le mélange mousse dès que le vinaigre et le bicarbonate seront en contact ; ça surprend, ne respirez pas au-dessus.

Dans un coin de la pièce à l'abri des regards, faites un test pour vous assurer que le revêtement ne vous réserve pas une réaction au produit : laissez poser 2 heures.

Passez l'aspirateur sur toute la surface à détacher, puis vaporisez le mélange en brume. Avec un chiffon propre, insistez sur les taches en ajoutant du produit (pas trop quand même, un dégât des eaux n'arrangerait rien). Allez faire un tour ! Plus vous retarderez le moment de marcher sur le tapis ou la moquette avant séchage, meilleur sera le résultat.

Aspirateur champêtre

Versez 10 gouttes d'HE de **lavande officinale** sur une boule de coton, posez-la sur le sol et aspirez-la : l'odeur confinée de la poussière est balayée par celle de la lavande à chaque séance de ménage et les acariens sont accueillis dès leur arrivée dans le sac de l'aspirateur. La technique fonctionne aussi très bien avec des fleurs de lavande fraîches ou sèches : jetez une poignée de grains sur le sol, passez l'aspirateur dessus.

Berlingots sentbon

Coupez une bande de tissu de 10 × 5 cm et repliez-la en deux, endroit sur endroit. Cousez trois côtés (les deux longueurs et une largeur) à

½ cm du bord. Retournez le pochon sur l'endroit et repassez-le. Remplissez-le aux trois quarts avec la garniture choisie. Coupez un ruban (raphia, cordon...) de 16 cm. Fermez le haut du berlingot en enroulant 3 fois le ruban autour du « col », finissez par un double nœud. Vous pouvez choisir de réaliser un berlingot avec chaque garniture et les poser dans une belle coupe en verre ou, mieux, dans une ancienne boîte de berlingots en métal entrouverte.

Trois garnitures au choix :

- Berlingot des champs : 1 poignée de fleurs de lavande + 2 gouttes d'HE de **lavande officinale**.
- Berlingot du jardin : 1 poignée de boutons de rose + 2 gouttes d'HE de **rose de Damas**.
- Berlingot du balcon : 1 poignée de feuilles de verveine hachées + 2 gouttes d'HE de **menthe poivrée**.

Bracelet-montre

Comment expliquer qu'un bracelet-montre en cuir d'à peine deux mois sente si mauvais ? Encore un coup des bactéries ! Elles aiment se nicher où il fait chaud et la transpiration aidant, c'est le cuir lui-même qui s'imprègne. Dans une cuillère à café de lait pour le corps (hydratant, à démaquiller...) versez 2 gouttes d'HE de **citron**, mélangez. Prélevez un peu de mélange sur un coton et nettoyez l'intérieur du bracelet-montre.

Cendrier fraîcheur citron

Enfin un truc malin pour ne pas avoir à nettoyer les cendriers en se bouchant le nez ! L'odeur de cendre mêlée à celle du liquide vaisselle, le tout diffusé par l'eau chaude... horrible ! Versez du sel fin dans le cendrier, suffisamment pour recouvrir le fond. Versez dessus 2 gouttes d'HE de **citron**. Formez une boule avec du papier essuie-tout, frottez le fond du cendrier avec, puis rincez à l'eau chaude.

Crème d'encaustique

En tête du top 5 des odeurs « cocoon », l'encaustique nous renvoie une image d'Épinal de la maison douillette et proprette. Nos huiles essentielles préférées ont tous les atouts pour vous aider dans la confection maison d'une cire pour vos meubles, l'essence de térébenthine, elle, décourage les insectes.

Faites fondre un pain de 250 g de cire d'abeille au bain-marie à feu doux dans un pot à confiture (avec couvercle). Déplacez le bain-marie à l'extérieur (balcon, jardin), ou dans une pièce ventilée et versez 25 cl d'essence de térébenthine dans le bocal (qui trempe toujours dans l'eau chaude du bain-marie) en fouettant sans arrêt. Laissez tiédir la cire puis ajoutez 10 gouttes d'HE de **lavande officinale** et 10 gouttes d'HE de **citron**, toujours en fouettant. Une fois que vous aurez ciré et fait briller vos meubles, refermez le bocal hermétiquement.

Désodorisant d'atmosphère

Dans un vaporisateur, mélangez 20 cl d'eau, 20 cl d'alcool à 60° et 30 gouttes d'HE de **lavande officinale**. Agitez avant chaque utilisation et vaporisez chaque matin après avoir aéré la pièce.

Pot-pourri express

Coupez 2 citrons verts et 3 clémentines, bio si possible. Piquez 3 clous de girofle dans chacune des moitiés. Placez-les dans une jolie coupe ou dans un petit aquarium vide, versez dessus 10 gouttes d'HE de **citron**. Placez ce pot-pourri express près d'une source de chaleur (cheminée, radiateur, soleil...).

Produit à vitres vitaminé

Dans un flacon-spray de 40 cl, versez 25 cl d'eau déminéralisée et 15 cl de vinaigre blanc, mélangez. Ajoutez 5 gouttes d'HE de **citron**, secouez bien le flacon. Utilisez comme un produit à vitres du commerce, sur un chiffon propre ou de l'essuie-tout. Cette formule maligne assure des vitres propres, aseptisées et qui n'accrochent pas la poussière.

Tapis nourri

Miettes de nourriture, poils d'animaux, particules en tout genre rapportées de l'extérieur... dans nos tapis, c'est la fête aux bactéries !

Un shampooing sec aux huiles essentielles assainira tout ça en quelques heures. Dans une boîte en plastique avec couvercle, versez 200 g de bicarbonate de soude et 40 gouttes d'HE de **tea tree**. Fermez la boîte, secouez-la puis laissez l'huile essentielle se mêler intimement à la poudre pendant 8 heures. Répandez la poudre sur tout le tapis (les plus impliqués dans le ménage plieront le tapis et marcheront dessus pour bien faire pénétrer le mélange). Laissez agir 4 heures : comme un « shampooing sec », le bicarbonate absorbe le gras et les odeurs, tandis que l'huile essentielle détruit les bactéries. Passez l'aspirateur.

LE JARDIN

La recette miracle : Bouclier antipucerons

Ingrédients : 7 gouttes d'HE de **tea tree**, 7 gouttes d'HE de **lavande officinale**, 3 gouttes d'HE de **romarin à cinéole**.

Au pire, les envahisseurs sont déjà dans la place, au mieux ils y viendront un jour. Pour les décourager sans s'empoisonner la vie (ni la planète), nos huiles essentielles superstars se transforment en vigiles dédiés à vos plantes. Dans un flacon-spray, versez 25 cl d'eau puis les 17 gouttes d'HE, mélangez bien. Secouez encore le spray avant de vaporiser les feuilles et la terre : 1 fois par semaine en prévention ; sinon, 3 fois par jour, autant de jours que nécessaire, jusqu'à disparition des intrus.

Araignées dégoûtées

Vous avez débusqué leurs repaires : la salle de bains, les coins de plafond... Préparez des boules de coton imprégnées d'HE de **lavande officinale** (2 gouttes par boule) et placez-les aux endroits stratégiques. Si la seule idée d'approcher les petites bêtes vous révulse, adoptez le jet : versez 1 cuillère à café d'HE de **lavande officinale** dans un flacon-spray et remplissez-le flacon avec de l'alcool à 70° (en pharmacie).

Contre les fourmis

On ne plaisante pas avec les fourmis, il suffit de laisser se former la colonne pour qu'elles vous vident les placards. Dégainez l'arme qui... les enverra chez le voisin. Remplissez un flacon-spray de 25 cl d'alcool à 40°, ajoutez 5 gouttes d'HE de **lavande officinale**, 10 gouttes d'HE de **menthe poivrée** et agitez bien. Plusieurs fois dans la journée et pendant plusieurs jours, pulvérisez le mélange sur le trajet des fourmis.

Contre les mouches

Sa majesté la mouche est incommodée par l'odeur de la lavande, grand bien nous fasse. Diluez 10 gouttes d'HE de **lavande officinale** dans un pulvérisateur rempli de 20 cl d'eau et après avoir secoué énergiquement vaporisez sur le dessus des fenêtres et des portes et sur le pourtour, les mouches garderont leurs distances.

Contre les moustiques

Les moustiques n'apprécient pas la **lavande** ni la **menthe** : préparez-leur un petit pot de départ avec un cocktail des deux ! Versez-les à parts égales dans un diffuseur, laissez-les opérer une vingtaine de minutes.

Meubles en bois défraîchis

La pluie avait attaqué la couche brillante, le soleil a fini de dessécher votre salle à manger de jardin. Un petit traitement vitaminé va redonner du brillant à tout ça. Dans un bol, pressez un citron frais, ajoutez 1 cuillère à café d'huile d'olive et 5 gouttes d'HE de **citron**, mélangez. Trempez un chiffon propre dans le bol et passez-le sur la table dans le sens du bois. Fignolez avec un bon coup de chiffon de laine pour faire briller. Ca vous plaît ? Eh bien occupez-vous des chaises !

Paillasson accueillant

Pas de secret : si vous voulez qu'il continue à rendre de bons et loyaux services de propreté, il faut l'entretenir. Dans un récipient, versez 100 g de bicarbonate et 20 gouttes d'HE de **romarin à cinéole** par-dessus, mélangez. Saupoudrez le paillasson avec le mélange, puis essuyez vos pieds comme d'habitude pour faire pénétrer la poudre. Laissez agir une vingtaine de minutes. Avec une brosse dure, frottez le paillasson vigoureusement, puis passez l'aspirateur pour finir le travail.

PLUS BELLE LA VIE DES BÊTES

La recette miracle : Occipuces

Ingrédients : 5 gouttes d'HE de **tea tree**, 5 gouttes d'HE de **lavande officinale**, 10 ml d'HV d'olive.

Diluez les huiles essentielles dans l'huile d'olive. Écartez les poils dans le cou, au bas de la nuque, de Mistigri (ou Rex) et frictionnez doucement à la racine avec le mélange. Même opération sur l'abdomen. Ne craignez rien si Mistigri se lèche après le traitement, ça n'est pas toxique. En prime, les huiles essentielles continuent leur travail une fois ingérées.

Jouets, écuelles, cages... au bain !

Tous les jouets et accessoires de votre Toby sortiront assainis et inodores de ce bain. Selon la quantité d'objets, remplissez une bassine, un lavabo ou une baignoire d'eau chaude. Versez-y 4 cuillères à soupe de bicarbonate et 5 gouttes d'HE de **tea tree**. Laissez tremper les objets ½ heure puis rincez-les à l'eau claire.

Premiers soins

Dexter s'est blessé la patte avec un caillou pointu ? Pas de souci, désinfecter une plaie, les huiles essentielles savent faire. Et celle qui va venir au secours de votre chien (ou chat) a l'avantage de pouvoir être appliquée directement sur la lésion. Préparez une lotion désinfectante en versant 10 gouttes d'HE de **lavande officinale** dans 1 cuillère à café d'eau chaude. Nettoyez la plaie avec le mélange. Ce n'est pas grave si Dexter se lèche, le mélange n'est pas toxique et l'HE de lavande officinale poursuivra son effet antiseptique et cicatrisant de l'intérieur.

Répulsif antimatou

À peine le temps de sortir la plante de son emballage que Matou tourne déjà autour, avec la ferme intention de la baptiser. Dans un flacon-spray, versez 50 cl d'eau et 20 gouttes d'HE de **lavande officinale**. Agitez, puis vaporisez sur la terre et le pot de la plante visée.

Si c'est trop tard...

Vengeance ou petit oubli ? Matou a marqué la place d'une odeur des plus reconnaissables et des plus difficiles à faire disparaître, et ça ne date pas d'hier. Dans un bol moyen, versez 2 cuillères à café de bicarbonate et ajoutez du vinaigre blanc jusqu'aux ¾ (laissez de la marge pour la mousse, éphémère mais envahissante), mélangez. Ajoutez 2 gouttes d'HE de **lavande officinale**, mélangez à nouveau. Imbibez généreusement un chiffon propre du mélange et frottez les lieux du (mini) drame. Rincez à l'eau tiède. Quand c'est sec, passez l'aspirateur si besoin pour enlever les résidus de poudre de bicarbonate.

Toilettage maison

Et pourquoi Médor n'aurait pas droit, lui aussi, à des soins capillaires ? La vie lui serait sûrement plus douce avec un pelage sain et brillant. Dans un flacon-spray, versez 5 ml d'HV de jojoba, 20 gouttes d'HE de **citron**, mélangez. Vaporisez sur tout le corps de Médor, en évitant les yeux.

TABLE DES MATIÈRES

Chapitre 3

PEFC™ PEFC/14-38-00277

Cet ouvrage est composé de matériaux issus de forêts gérées durablement certifiées PEFC™.

Achevé d'imprimer en novembre 2023
par Novoprint
Dépôt légal : janvier 2024

Imprimé en Slovaquie